次にうつ克服するのはあなたの番です！

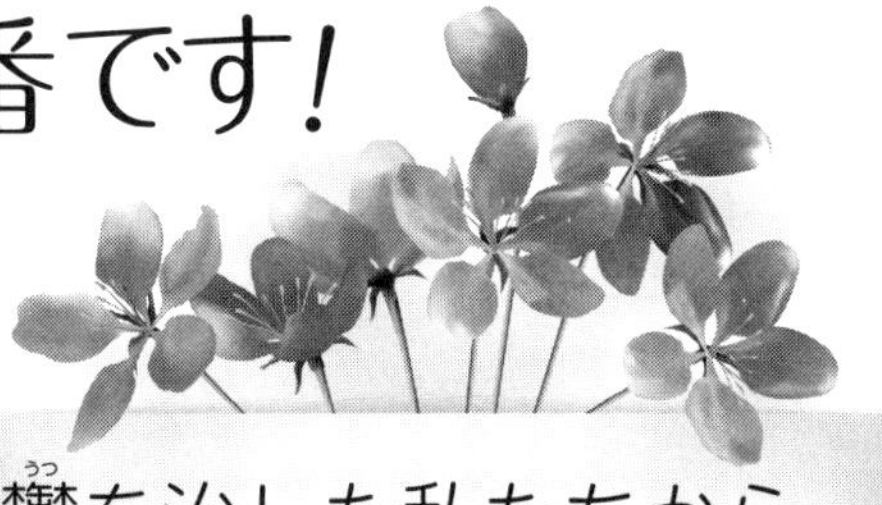

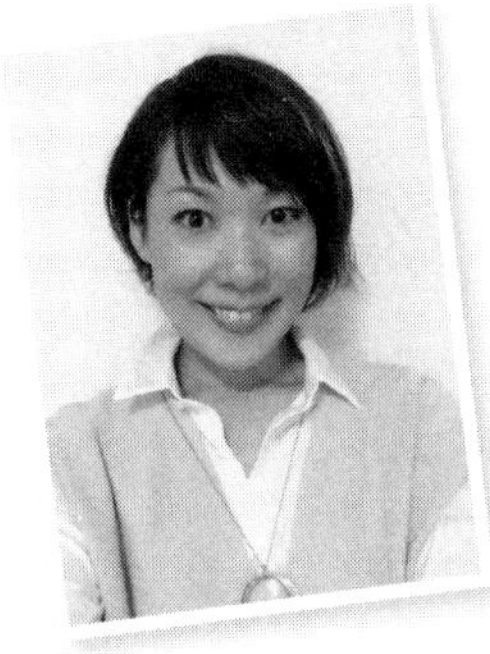

鬱《うつ》を治した私たちから、あなたへのメッセージ

熊本うつ専門カウンセリング代表
カウンセラー看護師
後生川 礼子 著
Gosyougawa Reiko

はじめに

あなたは疑問に感じているかもしれません。
この人間に、「この本を書く資格があるのだろうか」と。
大学にも行っていない、学位があるわけでも無い。医師でもない。…そう。
ただの主婦　看護師だった私。

しかし、私は現実に体験してしまったのです。鬱病の世界を…。

「私は鬱病なんかならない」。どこか他人事で、看護師をしていながらも、どこか冷めた目で見ていた自分。

「私には　関係ない。弱くないし」

平成26年1月。そんな私を厳しく戒めるかのように、神様は私に大きな問いかけをしました。

礼子。本当に　いまのままでいいのか？

私の思考・行動・そして人生。全てに置いて…強制シャットダウンしたのです。
そのまま私は止まってしまいました。

冷たくて　寒々しくて　息苦しくて　寂しくて孤独感が強烈に襲ってきて…。這い上がろうとしても、もがけばもがく程に足をすくわれてしまう。
気を抜けば手招きされるままズルズルと…。
そんな私に誰かが　言いました

「薬飲んで休めば治るんじゃないの？　だって〝心の風邪〟でしょ」

「そんなの気の持ち様だよ」

「心が弱いから　鬱病なんかに　なるんだよ」

「生きたくても生きられない人いるんだしさ。簡単に死にたいなんて言っちゃだめだよ」

「うつ病は一生薬を飲んでくださいね。薬を飲めば生きていけますから」

世間の心ない　冷たい言葉に何度も何度も。何度も、私は打ちのめされて。

ちっぽけな蟻の様だった…。

もちろん仕事は続けられず無職になり経済的余裕も無くなりました。生きる事を諦めてしまうほどに感情のコントロール不能。薬の副作用もあり数カ月のうちに15キロも激太りし着る服も無い。愛するべき3人の子供達、家族に対しても　やるせない気持ちを感情的にぶちまけたのです。

家族全員が共倒れになりそうな状況が「現実」としてそこに存在していました。

しかし、私は戻ってきました。たったの8カ月で…。

薬とは一切無縁の自分。欝病になる前よりも「健康」に「健全」に生まれ変わり生きて戻ってきました。

だからお伝えします。

これが、私が這い上がるために実践した「全て」です。

欝病であったとしても一度や二度、三度…どん底へ行ったとしても、それは未来を切り開く事を諦める理由になんて一切ならないのです。

自分は「うつ病」だ。…ではなく「うつ病」の顔も持っている自分。

自分の価値すべてが「うつ病」ではないのです。

だから「鬱の自分」というのは、未来をあきらめる理由にはならないのです。

だからね…。

大丈夫　だいじょうぶ。
何も心配はいらない。

だって治る病気だから。

だからね…。
選択して欲しい。覚悟を決めて欲しい。決めるのに根拠なんかいらない。

「一度の人生。生きぬく覚悟」を。

本当は、こう思っているんじゃないかな。
鬱病を克服したい。でも、誰にも聞けない。誰も教えてくれない。でも知りたい。でもどうしたらいいのか分からない。だってこの苦しみは、なった人間にしか分からない。
わかってもらえないなら、もう誰にも相談しないほうが楽だから…。

「きっと無理だよ」

誰かが軽々しく言い放った言葉に惑わされていませんか？
主治医が「ずっと精神薬と付き合って生きていきましょう」って言ったの？

自分の人生決めるのに「理屈」は、いらないいんだよ。

結局どうしたいのか？

あなたが。どうしたいのか。

社会の偏見なんか関係ない。

今　この瞬間を精一杯生きているあなたに、いま、わたしが精一杯出来る事。
それは「伝える事」。
それだけ。
もう一度　あなたに問いたいのです。
「あなた自身が、どう在りたいですか？」
さあ、覚悟ができたら…。
ゆっくりとページをめくってください。
言葉の端々に込め、記した、あなたへの想い。苦しくなったら一回閉じていいからね。

少しでもいい。そっと心の奥深くで感じながら読んで頂けたなら、私は十分しあわせです。

この本を手に取って頂き　本当に有難うございます。

このページをめくって頂き　本当に有難うございます。

生き抜く覚悟を決めてくれた　あなたに心から感謝致します。

後生川礼子

平成28年10月

◆目次

私からあなたへの質問 の章

体験の章

それぞれの未来へ の章

私からみて考える 医療との向き合い方 の章

鬱病克服後。私の歩み の章

「本文へ入る前に」

前作「あなたのうつ　絶対克服できます！」。

平成27年年末、この1冊の本を書き上げ世に出したときは、本当に大きな反響が有りました。テレビや新聞にもご紹介していただき、重度のうつ病だった一人の主婦が起こした小さな取り組みが、少なからず社会へ向けて何らかの問題提起ができたのではないかと考えます。

そして、病気だった過去を赤裸々に書き記し、その時の感情や心の動き、希望や想いのつまったリアルな人生を描いた全225ページ。

ここまでカミングアウトした書籍は今まで無かった、よくぞ書いてくれた、同世代の主婦層の方々からの励ましのメッセージ、いままさに鬱療養中の方々、そのご家族様。

衝撃と希望、涙…。

頂いた沢山の生のお声に「本当に書いてよかった…」私自身どれだけ、励まされたか分かりません。

皆さま、手に取って頂き、そしてお読みいただきた本当に有難うございました。

1冊の本をきっかけに、平成28年1月「熊本うつ専門カウンセリング・うつ克服専門カウンセラー　後生川礼子」として一人立ちいたしました。現在、熊本を中心に全国の方を対象に活動しております。出版後、問い合わせは全国から200件を超えています。中には生きることを諦めかけた、まさに命がけのお電話も頂きます。

うつ病は今や、日本全体いや、世界規模で自殺者が後を絶たない大きな社会問題となっていることは、あなたもご存じではないでしょうか。私が起業した理由は、一番つらい時期もサポートして第二の人生を支えてくれた方々や、社会へ対しての恩返しです。

うつ病という苦しみを感じている人がいるのなら何かメッセージを伝えられるのではないか…

もしかしたら一人でも自殺者を食い止められるのではないか…。
うつ病への偏見を減らしたい。まさに鬱撲滅運動といえます。

後生川礼子という、一人の人間の命。

この命を使って、この瞬間も生かされていることに「感謝」するとともに、何かの形で社会貢献していきたかったからです。うつ病体験は私の人生の意味を根こそぎ根底から覆す結果となりました。それを最大限に生かすことが、「第二の人生の使命感」。
その小さな一歩が前作「あなたのうつ　絶対克服できます！」だったのです。

今回、この著書を書く目的は、決して医療批判ではありません。
うつ病の発症を減らす予防的取り組み、治癒後の再発率を減らし、結果的には大切な命が救われる社会を実現させていくために必要なことは何だろう…。トータルケアが必要であり、お互いが協力していく必要があると私は切実に願います。

「最低限の精神薬と、薬に依存しない方法での治療方針」「薬以外の方法の情報提供」「言葉でのアプローチ」をしてくださる医師や医療スタッフの支持がなければ私も、どれだけクライアントの方々へアプローチしても堂々巡りになってしまうのです。

なぜならば、処方に関しては医師の指示が原則だからです。私の立場では言えないのです。

そして治療を受ける側にも自己管理能力が必要なのです。


そんな中、私が確立した「鬱克服ノウハウ」を取り入れた方法によって、数年単位で療養されていた方が、一切の薬が不要になり驚異的回復をされる例が現れ始めたのです。

これはもちろん最低限の内服治療に取り組まれている精神科、主治医の先生方の熱く深いご理解があって成し得た結果だったのです。


私は現在、現役看護師からは身を引いておりますが現場の大変さは重々理解しています。

患者様の声に耳を傾け、治療に向き合って下さる医師、医療スタッフの方々、改めて本当に有難うございます。

さて本書では、大きく4つの事実事例をご紹介させていただいております。（ご本人様の自らのカミングアウトがなければ、決して個人特定は出来ないように記載しております）

なぜこの事例をご紹介するのか。その理由は一つ。

環境も治療も全く違う、それぞれの方々へ対して、個別性はしっかり重要視しつつも結果的には同じアプローチで克服できたからです。


後生川礼子だから短期間に克服できたのではありません。

看護師で知識があったから克服できたのではありません。

他の人と違う何かがあったからでも有りません。


紛れもなく、ある「法則」があったのです。

それを多くの方に提供し、見えてきた事。

これは、もしかしたらまだ見ぬ誰かの克服ヒントになるかもしれない、そう考えました。

私からあなたへの質問の章

これから、あなたへ5つの質問をしますね。

私は本気であなたの鬱を治したい。だから、本音で書いています。この本を読み進めるにあたり、あなたの気持ちを再確認しておきたいのです。これからの質問に、あなたなりの答えを見つけてみてください。

それでも克服したい、そう思われたら、ぜひ最後までお付き合いくださいね。
私も、いまのあなたに出来る最大限の情報提供、言葉かけをしていくつもりです。

それでは…よろしくお願いします。

質問1 病気になる前の自分に戻りたいですか？

私も何度も、こう思っていました。

「病気になる前の、あの時に戻りたい。当たり前の生活をしていたあの頃に」

だって今がきついから…。

昔は、お腹を抱えて笑う事もあった。夜が来たら無意識に眠り、朝がきたら無意識に目が覚める。

どんなに辛く悲しい事があっても、何となく、どうにか乗り越えて来た自分。

でも今は乗り越える自信すら無い自分。どうにもならない人生。どうにもならない身体。悔しくて歯がゆくて　たまらない。

「だから切実に思うんだよね」

「あの頃の自分に戻れたら」って…。

あの時、あんな事さえなければ。

あの人が自分にこんな事さえ言わなければ。
あの時、あの場所にさえ居なければ。
あんな生活さえしていなければ…。

悔やんでも悔やんでも、過去には100%戻ることは不可能。
そういわれても　受け入れたくない気持ち。分かるよ。

でも考えてみてね。
「戻った自分」＝「欝病になる前の自分」

鬱病になる「種」を持っている昔の自分に戻るという事。

戻っても、結局は一緒ってこと。生き方も、生活習慣も、とらえ方も、人間関係も一緒なら結局同じ道に足を踏み入れてしまう。だから、どうするのか。答えは…。

「新しい自分へ生まれ変わる」

だから、戻ってはいけないというのは、そういう意味なんだ。

でも大丈夫　だいじょうぶ。
この本を読み進めているあなたは、もう30分前のあなたではない。
この本とともに辛い時期を超えていくあなたは、もう既に昔のあなたではない。

弱い人の気持ちが本当に理解できる優しい心を持ち、自分の心と真正面から向き合って対話が出来る強い人、そして「命」の尊さを心から理解している素晴らしい一人の人間。

これを超えていく自分。想像してみて…。

これまで「普通」とか「当たり前」と思ってやってきた事。この世に「普通」が存在しない事を知ってしまったよね。

心臓にそっと手を当ててみよう。

手のひらに確かに鼓動を感じる。いまを生きている証拠。核となるその尊い小さな鼓動は、この先、生きたかった生き方を選ぶために必要だから。

絶対に。

だからもう後ろを振り返ってはいけない。変えられるのは、そう…、

「未来だけ」だから。

質問2

一体「だれ」になりたいのですか？

隣から聞こえる笑い声。楽しそう…。

どうしてそんなに　笑えるの？　自分は今日も、こんなにも辛いのに。

どうして私だけ？　どうして私だったんだろう。空も見られない。

部屋の壁、天井。床ばかり見て涙がこぼれてくる。


どうして嫌いなあの人じゃなかったのだろう。あの人の方こそ神様から罰が当たればいいのに。神様なんていないんだ。世界は残酷だって、当たりようのない怒りがこみ上げる。


テレビのなかで大笑いする人たち。どうしてそんなに楽しいの？

世間の批判的ニュース、コメンテーターが一言でバッサリ。私の事言われているみたい。

見透かされているようで、悲しい。ますます辛くなる。

誰かが事故で亡くなった。なんで神様は私を殺してくれなかったのだろう…、死にたいって思っている人間がここにいるのに。早く私を見つけてよ。

近所から聞こえる声は　自分の事を噂されているみたい…。

きっと私の事、笑っているんだ。あの人　欝病。可愛想ね。もうダメみたいよ。なんて…。

一体　あなたは誰になりたいのですか?

世間の人は弱音や悩み事を　全てさらけ出しながら生きているのかな。あなたが見ている世界は地位と名誉と見栄と体裁で作られた表面だけのキラキラした世界なのかも…しれない。

あなたがどんな感情でいても　あなたは紛れもなく　あなた。

この広い世界中探しても　あなたという人間は一人しかいない。

だからね、誰かになろうとしなくていい。

あなたの1番の味方は　紛れもなく自分自身。自分で自分をいたわってあげようよ。
1番の理解者であり応援者であり、親友。自分自身を3歳児だと思って大切に扱ってあげよう。そしてね、言ってごらん。

優しく優しく　壊れないように。鏡を見て、自分の目をしっかり見据えて、この言葉を…言葉にしてみよう。目をしっかり見ながら　ゆっくりとね。

「自分は自分のままでいいんだよ」

「好かれようと頑張らなくていいんだよ」

「自分が居るべき場所へ行ってもいいんだよ」

「弱い自分を見せてもいいいんだよ」

「もう我慢しなくてもいいいんだよ」

「私は幸せになる価値のある人」

「私は穏やかに笑う事が出来る人」

「私は幸せを感じるために　今のこの時間を生きている人」

「私の中には自然治癒力が備わっていて、私は治せる力を持っている人」

「私は生きるために望まれて産まれてきた」

「何も心配はいらない」

「大丈夫　だいじょうぶ　だいじょうぶ」

最後に自分のフルネームを　言う。

この言葉を毎日唱えてください。

かみしめて　自分の髪の毛の生え際、爪、足裏に感じる感覚さえも感じて。動く筋肉や流れている血液、呼吸、生きているこの体のぬくもりをじっくり…。

じっくりと感じながら言葉にするのです。

するとね、少しずつだけど、自分が好きになって来るから。まず2週間。

少しずつ言葉に力を感じてくるから。

少しずつエネルギーを　感じてくるから。

そして自分の名前をフルネームで口にすることが違和感なくなってくるからね。

あなたは、あなたのままでいい。

自分自身のいちばんの協力者は「自分自身」。まず自分を味方に付けてみよう。
そしてね。
治るためにこの本と出逢ったのです。
縁は必然。人との縁。環境との縁。物との縁。
縁が無ければ熊本の1主婦が書いた、この1冊を手に取る事は無かったでしょう。

治る人しか手に取りません。
治す覚悟がある人しか　このページを開きません。だから、覚悟を決めたあなたは、

「絶対克服出来ます。」

だから他の誰にならなくてもいい。
あなたはあなたで　自然治癒力の備わった　克服できる素晴らしい「力」がある人だから。

質問3 鬱病は100%治らない病気だという「根拠」はありますか？

私は、物事の根拠ばかりを探す癖がついていました。特に看護学校の実習や医療現場では患者様へ何かケアを提供するときに「それをする根拠」が必要になってきます。

「根拠は？」

「なぜいま、その患者様へ、それをする必要があるのか？」


何度も何度も、先輩看護師から言われた記憶があります。


看護計画を立てる時もそう。問題点を提示しプラン作成。手術なら、手術前後に起こり得る可能性の事を書きだします。

手術によって、こうなってしまう可能性がある。こんな事も起きてしまう可能性がある。関連して、こんな事も。そして結果的にこんな事も…。

それは、そのリスク回避の思考が医療現場では必要だから。

しかしながら、日常的なその捉え方は思っていた以上に私自身の思考を支配していたのです。

「人間の可能性」よりも「問題点や起こり得るリスク」に目を向けてしまう癖があったのです。

「うつ病は、治らない不治の病だ」と思い込んでいた私は、「治らないという根拠」を止まりそうな思考回路で探っていました。

…で。気付いたのです。

「治らないという根拠なんか無い」

それに気付いて、ストンと府におちた時にとても身体が軽くなったのです。

出来ると信じても本当。出来ないと信じても本当。

でもね「出来るかも」そう信じる事が出来るなら、それは現実になる。

「…そんな事言っても　やっぱり無理だしな」

心の声も、強すぎたら現実を引き寄せてしまうかもしれません。

「…そんな事いっても　でも。自分は克服したいんだ」そう諦めずに　なりたい自分の姿を
いつもイメージ。言葉。そしてイメージ。言葉。イメージ…。

そうするとね、ある日突然感じる瞬間がくる。

「あれ。なんとなく今日違う。もしかしたら　このまま治っちゃうんじゃのかな？」

無意識からのサインに気付ける自分になっているから。

平成26年2月25日の出来事でした。

詳しくは前作の5章「突然トンネルの闇が開けた朝」（P148）をお読みください。

始めから自信なんか誰にも無いのです。自信の付け方から練習していたら、あっという間に時間だけが過ぎていくから。人生とは思っている程　長くないからね。

根拠なんか捨ててしまおう。

その方が　きっと心が楽になれるから…。

質問4　欝病を治すのは　一体だれですか？

4つめの質問です。ついて来れていますか？

心の中だけでもいい。自分なりの答えを、見つけられたら、あなたはもう既に昨日までとは違う自分になっているのです。

それに気付けた自分自身を、しっかり褒めてあげましょう、「よしよし」。

ほらこれも、あなたの自己治癒力。自然治癒力。凄い事なんです。

「え、そんな事　言われるような年じゃないし…」って？

これもリハビリの一つ。「自分を褒める」。自己否定感から自己肯定感への切り替えが大切なのですから。

さて、質問。

鬱病を治すのは誰ですか？

もう1度　問います。

鬱病を治したいのは　一体誰でしょうか？

そうです。気付きましたか？

主治医でもない。通っているカウンセラーでもない。親でも家族でもない。
友人や同僚、上司でもない。病院の看護師さんでもない。

あなた自身です。

「でも…」

「だって…」

「やっぱり…」


そう。弱音を吐いてもいいんです。

それもあなた。弱い部分も含めてあなただから。しっかり自分と対話してください。

弱音の中にも一瞬でいい。光を感じて欲しいのです。目の前が今はグレーで色や光の無い世界にいたとしてもね、1日の中の「一瞬」でもいい。


「治っている自分の姿」見て欲しいのです。

鬱病には必ず「波」がある。午前中は体調が悪くても、夕方には楽になれる瞬間があったりしませんか？

私はいつも17時前、ラジオから聞こえてくるジャズの音楽に耳を傾けている時間だけが「自分に戻れる時間」だった時期が有ります。

その時間に楽になれるのです。「わたしは大丈夫」
何度も言い聞かせました。なんども。

1日5分　それが10分。30分。1時間…。
波にのまれそうになっても「治したい」その気持ちで過ごす時間。

「病気の事を忘れる時間」

薬だけじゃ治らない。
カウンセリングだけでも治らない。

じゃあ　どうする?

「行動」する。
小さな一歩でいいのです。人生とは小さな一歩の積み重ね。

これから　私が自らに行った鬱病克服テクニック。そして鬱病を克服してカウンセリングを卒業していかれた方々へ私が提供したことを全てお伝えしていきます。

シンプルすぎて驚くかもしれません。鬱病はこんな大変な病気なんだから、ものすごい事をしないと治らないんじゃないか。最新のすごい薬を飲み、スーパードクターに診察してもらい、お金と時間をかけないと治らないのでは無いのかって。

もしかして。あなたは、そう「思い込み」していませんか？

魔法の医師。魔法の言葉。魔法の薬なんか存在しないのです。一発で治る薬なんか存在しないのです。喉から手が出るほどに欲しいですよね。でも…はっきり言います。

「ない」

それが現実。だから私も手探りでした。

まず小さな一歩。この本と共に、一緒に進んでみませんか？

どうか　出来る範囲の事からでいいのです。決して無理をしてはいけないのです。
しかしあなたが　進んだ小さな一歩は確実な成功への一歩。

いまの状況は「原因」があって「結果」が起こっただけの事。
ならばその「原因」が改善したら、すこしずつ　結果が変化してきます。だから

大丈夫。

かならず　だいじょうぶ…。

質問5 1年後。絶対に鬱病を克服出来ているとしたら、あなたは どこで何をしていますか？

さぁ、これが最後の質問です。

私からではありません。いま、神様があなたに言いました。

「1年後、あなたの鬱病を治して、思う通りの人生へ変えてあげましょう」

神様はなんでもあなたの願いを叶えてくれます。遠慮なく言葉にしてみましょう。

神様は「1年後」と言いました。それは何月何日ですか、声に出して教えてくれませんか。

そして、ゆっくりと次の言葉に答えてください。ゆっくりと。

今日から1年後のその日…。

あなたは　どこにいますか？

誰と一緒にいますか？

どんな色の服を着ていますか？　形は？

そして、あなたはどんな表情をしていますか？

どんな言葉で話を　しているでしょうか。

あなたが話す周囲には　どんな人達が見えますか？　どんな表情してる？

どんなまなざしを　あなたに向けているでしょうか。

さぁ、顔をあげて、その日の空を見上げてみましょう。

どんな空や雲が　広がっていますか？

どんな風を感じますか。

周囲に耳を傾けてみましょう。　誰の声が聞こえてきますか？　どんな声？

どんな言葉をあなたに　語り掛けていますか？

あなたへ掛けられた　その声を聴いていると…。

あなたはどんな気持ちになるでしょうか。

その場を見渡してみましょう。その雰囲気に　あなたはどんな気持ちが沸き起こりますか？

その感情、しっかり　感じてください。

さぁここは、あなたが1年前に望んだ行きたかった場所なのです。

絶対に叶うと自分を信じて、ここまで来たあなた。もう何も制限するものは存在しません。

やったじゃないですか！　凄い！　凄い！

神様はあなたの思うままの世界へ　どんどん連れて行ってくれます。

さぁ、もっともっと　感じてみましょう。

ぐーーーんと　50メートル上空へ行ってみましょうか。

地上に、その自分の姿を置いて　両手いっぱい広げて。さぁ　いっきに昇りますよ。

上空50メートルから見下ろす自分自身の姿。ちっちゃいですよね
人生という「1本の時間ライン」が出来ていて、過去から未来に向かって1歩1歩　確実に
進んでいる　あなたが見えます。

ちょっとだけ　過去のラインに目を向けてみましょうか？　1年前のあなた。
そう、この本を、恐る恐る手に取って読んでいるあなたの姿が見えます。

鬱病だったあなたが　そこに見えます。

やっぱり辛そうですね…。
もがいている。
しかし、この本の文字に込められた事を一生懸命に理解しようとしている、その背中と目は
確実に光を感じている。

1年後の自分をイメージし、文字を　かみしめて読んでいる。

1年後「もしかしたら自分も…」

何か、心の深くで変化を感じている　あなたが　そこに見えます。

さぁ、そのまま進めば確実に　なりたい自分へ繋がっていきます。
必要なのは、ちょこっとの勇気と、確実な小さな一歩。

だって神様が「出来る」って言ってくれているんだから。

少しかもしれない、まだぼやけているかも知れない。
しかし、見据えた先に見えているのは理屈じゃなく、
「本当になりたかった自分。欲しい未来」では無いでしょうか…。

さっき、あなたがイメージした1年後。　肌で感じる事が出来ましたか。

あのね、起こり得ない未来は、イメージすることすら「不可能」って知っていましたか？
イメージできたら、叶うという事。叶えられるという事。確実に。だから大丈夫なのです。

笑顔のあなたを沢山の人たちが「今か今か」と待っていますよ。
望まれて、その場所にいるあなた。その笑顔はとても素敵に見えます。

さぁ、その1年後へ向かって。それでも行きたく無いですか？　それとも…

行ってみますか？

体験の章

■症例①

Aさん。40代　女性。主婦。

中学生と小学生の2人の子供、会社員の夫とマンションで4人暮らし。

実家とは最小限の行き来のみで、2時間圏内に住む夫の両親とはつかず離れずの付き合い。

高校卒業後、一般会社員として就職し結婚と同時に専業主婦へ。友人とのたわいもないおしゃべり、買い物、旅行など。家事育児が日常だった。

子供2人を妊娠、出産後は特に大きな支障となるような体調変化も認められず、産後の肥立ちも経過良好。

性格上、テキパキしなければイライラしてしまう事も多く、特に子供達が大きくなってからは

「早くしなさい！」

「ちゃんとしなさい！」

「静かにしなさい！」

と大声を上げる事も増えていった。いつしか根拠の無いイライラ感が出現。しかし、その感情が何故起こるのか、疑問視することもなかったが特に生理前はイライラ感が治まらない事もあった。

そうした中、受験時期が迫る。裕福な家庭であったAさん。子供も成績優秀だったことから、「私立学校」受験を本人へ深く相談せずに進めてしまう。結果、アッサリと合格決定。しかし息子の本心は「公立学校」へ入学して地元同級生と一緒に学校へ通う事を望んでいた。

このことからAさんと子供との間に不和が生じてしまう。

卒業し私立入学が迫るにつれて日に日に笑顔が無くなる我が子。そして…そんな我が子の元気がなくなってしまった原因は「母親である自分」だという事に、徐々に執着した考えになっていく。

「自分のせいだ。自分が世間体を気にして私立受験を進めてしまったことが原因なんだ…。」
「もっと話を聞いて相談して決めれば良かった」
「もう取り返しのつかない事をしてしまった、のではないか」
「子供が学校に行かないといって登校拒否したら、どうしよう」

悲観的な思考に陥ってしまう。しかし合格したからには入学しなければならない状況であった。

心が不安定な中、年を越した1月。元来の冷え性と代謝低下を自覚していたAさんだったが、その年の1月は症状を特に強く感じていた。何枚も何枚も靴下を履いても足先まで冷え込む。底冷えがするのだ。血色不良。肩こり、片頭痛も重なりいつも風邪をひいているような感覚で体がスッキリしない。横になる時間だけが増えた。

専業主婦であり用事が無い限り外出はしない。外の寒さも重なり、自宅のコタツにいる事が多くなって行った。隣で穏やかな表情で眠る子供の寝顔を見ては、ただ考える事は、一つ…。

「あの時、どうして…」

「あの時　もっと子供の気持ちに寄り添えなかったんだろう」

後悔という悪循環。だんだんと寝つきが悪くなり、夜中もふと目を覚ます中途覚醒が増えていく。覚醒しても、再入眠することが出来ない。そのまま朝を迎えてしまう事が増えていった。

「何かが、おかしい」

得体のしれない物が自分に取り付いてしまったのではないか…。

鬱病の症状みたいだけど認めたくはない。

「まさかね。自分が…」

数年前に友人を自殺で突然亡くした経験から「医療」によって症状が改善されるはずがない、余計に悪化させられるだけなのでは、死に向かわせられるだけなのでは…と、医療に頼ること、服薬に関しての抵抗感は相当強いものだった。

しかしながら、現状のままでは確実に自分自身が危険な状況になってしまう可能性がある事は、十分理解出来たという。

このままでは家族が崩壊しかねない。母親として、一人の人間として一体自分は何をどうしたらいいのか…。

専門的にサポートしてくれる人を探していたところ後生川のテレビ出演を思い出し、カウンセリングの申し込みに至った。

ここまでで鬱病に隠れた『身体疾患・既往歴』がないか、握手した時に冷えは無いか、脈の不整は無いか、産後の経過等など確認して、明らかにAさんに早急を要する内科的治療が必要ないと判断した。

生きる価値を見失いそうになりながらも希死念慮は無い。

「子供達の為に克服したい」という強い覚悟があり、入院せず自宅療養を望まれた為、カウンセリング申し込みを受ける事とし、セッションへ入った。

私から見た問題点① 医療不信
目標：欝病治療に対する認識の書き換えをする

Aさんは大きな病気一つしたことが無い健康優良児の様な方。

欝病の治療を病院で続けていたはずの友人を、改善どころか突然に「自殺」という形でなくしてしまった体験も過去に有ったのです。

その為、医療は意味のないもの。自分には必要の無いものだ…と。でも体と心は異常に辛い。

そんなAさんは自分自身の状況が、自死した友人と共通した状況である事を認めたくはない、そんな強い葛藤がありました。

「きっと自分は違うかもしれない、きっと一時的なもの」

「でも、自分も自殺という道を歩んでしまうのではないか」
「でも病院へ行っても同じことなんじゃないか」

何故ならばこれまでが「幸せ」だったから。何不自由なく生活していたから。そんな幸せな自分にどうして欝症状が出てしまうのか、それはとても理不尽な事だと感じていました。

「治らないまま、子供達へ苦しい生活をさせてしまうのではないか」

この状態にとらわれると理性と感情の葛藤がエンドレスに広がり、自分自身で感情のコントロールをすることは、ほぼ不可能になってしまいます。

どんなに周囲が「大丈夫」といったところで。

「このくるしさなんて　どうせ誰も理解してはくれないんだ」
「世界でいちばん、自分は不幸な人間だ」

この思考は「病気」のしわざなのです。

主症状の不眠も同じ。眠れなくなっているのは「病気」の仕業なのです。体と感情をコントロールするホルモン量などの低下も要因の一つ。

身体症状が強い急性期には医療に頼る必要があるのです。

カウンセリング申し込み時、既に3週間一睡も出来ていない状況だったAさん。

私がまず初めに、はっきりとお伝えしたことは（前作／P45参照）、

「まずは　眠れるようにしましょう。今は薬に頼る時期なのです。急性期には薬が必要で命の確保をすることが必要なのです。Aさんの気持ちも十分理解出来ます…。

しかし　専門医へ受診してみませんか？」

亡くなった友人の姿を身近で見て来たAさんの医療不信は相当強いものでした。

しかし痩せて、泣きはらした顔に目の下のひどいクマ。精彩を欠くその表情から、Aさんに

はもう限界が来ていました。

涙の線がポンと抜けたように　ただただ溢れ出てくる涙。これは正常の涙では有りません。


Aさんの泣きはらした目を見て伝えました。

いま、目の前の私も含め、まさに克服している人たちの殆どが最低限の服薬治療を行いながら克服していった事実。

ゆっくりとした口調で、トーンや間の取り方を考えながら。


「証拠は…？」

そんな言葉をAさんから発せられても、私も真正面から向き合います。


今、目の前にいる人間です。私は、いま確かにここにいて　いまAさんと向き合っています。

私は幽霊ではない。

今、生きて、ここにいる人間。

「だってみんな…」

「普通は…」

「ほとんどの、うつの人が…」

Aさん…。ほとんどって　何人ですか？

普通って　誰が決めた普通ですか？

そんなやり取りを　ゆっくり進めていると、フッとAさんが笑ったのです。

「後生川さんのその自信って、一体何なんでしょうね」って。

「Aさんが　治るためには、まず眠り、そして頭や体を1日1回シャットダウンする必要があるのです。人間が生まれてこれまで　朝が来たら起きて、日が暮れたら眠ることをサイクルにしてきたバランスをまずは戻す必要があるのです」

そして眠ることは　日中の傷ついた細胞やホルモンバランスを整える。

あまり専門的な言葉を並べないように　今のAさんの思考力の程度に合わせて説明していきました（前作／P210参照）。

医師と患者の間には格差があってはいけません。治療は信頼関係の元に成り立ちます。

患者としても自分の想いを伝えられないまま診察室を後にするのは、帰宅後に自己嫌悪になってしまいます。ストレス以外の何物でもなくなるのです。

短い診察時間を有効活用することは、Aさんと医師の信頼関係を密にすることが出来ると考え、いかに短時間の診察時間をAさんの納得いく時間となるのか…一緒に考えました。

・説明が長くなる事はメモ紙に書く。
・医師へ確認したい事は箇条書きメモに書く
・薬の内容、副作用は確認する
・素直に話す…など。

自分の治療は「納得」して受けるべきです。後日、御主人の知り合いの医師の元へ受診したAさんは医師にはっきり伝えることが出来ました。

「最低限の処方にしてください」

主治医もAさんの意志を尊重してくれました。Aさんは、なぜそれを飲む必要があるのか、どうなったら薬が調整されるのか。落ちた思考力ではありましたが　確実に自分の服薬治療に関して納得でき「信頼する医師と共に」治療を開始することとなったのです。

私の方からも、医師から処方された薬を効果的に服用する方法（前作／P155参照）もお伝えしていきました。それは「治療」「医療」に関しての、違和感を取り除き、「治す覚悟」を改めて決めるキッカケとなりました。

私から見た問題点②　家族間コミュニケーション不足
目標：甘える事の必要性を知る

幼い頃から周囲に気使いが出来るタイプのAさんは、隣にいる人が笑顔になる事で自分の存在価値を感じる傾向にありました。

Aさんのサポート体制としては、「健康的な両親」と「夫」、「義理の両親」でした。友人は子育て世代であり、病気の経験者もいなかった事からAさんの気持ちのはけ口は事実上、夫、時に「子供」へ対してでした。

子供達へも「理解してもらいたい」と考えながらも、そういった言動により余計に心が離れて行っている事は重々感じていました。それは、ますますAさんを孤独にさせていきます。

様々な体調不良があらわれても、自分は「母親」「妻」、「嫁」、既に実家を離れて自立した身。専業主婦の自分が、日々激務で疲れて帰宅する夫、そして高齢の親に頼るという事は到底受け入れる事は出来ませんでした。

「生活の中で一番　働かずに楽をしている自分が鬱病になるなんて…」

余計に負担をかけてしまうくらいならば、いっそ一人で我慢していたら誰も傷付く事はないんだ…。それに皆に心配かけて共倒れになってしまったら、一体誰が幼い子供達を守れるのだろう。

そうはいっても思考力の落ちた頭では家事が出来ない。献立を考える事も、子供の学校のプリントに書かれている事すらも理解出来ない。家事をするにも買い物をするにも対人恐怖症が重なり外出不可能。

当時、子供から「お買い物行こう」とせがまれても、泣きじゃくられても全く体の自由が効かない。体が鉛の様に重く感じ、日中もソファーで横になりながら止まらない涙をふく事だけだったのです。

家事に関して夫は慣れないながらも手伝ってくれ、食事も「宅配」を利用したり、出来合いのもので、とりあえずしのぐ日々。

サポートが必要な状況。私はAさんとの話の中で実母の生活環境や人柄が見えていたため、再度母親へ相談してみるようにAさんへ伝えました。

「きっと　お母さんならAさんを理解してくれる。だってAさんが愛おしい我が子の為に体を健康にしたい…そう覚悟を決めたように。それは無条件に愛しているから。

Aさんのお母さんも　きっとAさんの為なら幼い頃の様に無条件に支えてくれる。この家族が存在するのにも意味があるのですからね」

結果、実家の両親は突然の状況報告に驚きながらも、全面的に支える事をAさんに伝えてくれたとの事。実家から毎日の様に実母が家事、育児を手伝いに来てくれました。

毎日の様に顔を合わせられるようになった実母の顔を見ていると思い出したことが有ったようです。なぜだか分からないけど、幼いころ感じた無条件の「安心」。

Ａさんは言いました。「久しぶりに〝娘〟の顔に戻れた」

子供の頃の様に無条件に甘えさせてくれる母親。弱音を吐いても「だいじょうぶ。大丈夫。何も心配いらない」、何度も何度も。そう何度も、心強く言葉をかけられた。

父親も言葉少なかったけれど、Ａさんの顔を見に自宅にきては色々な話をする事となったとの事。

子供達に対しては「抱きしめる」という事を提案しました。親子とは言葉なしに伝わる愛情が確実に有ります。そして鬱状態がきつい時にも運動会や授業参観、地域子供会活動、療養中で有りながらも、役割というものが回ってきます。

それに参加しない事が余計に「ほかの人は参加しているのに、自分だけ参加しないことは変に思われるかもしれない、なんて言い訳しよう」いらぬ不安が襲います。

Ａさんが抱える不安は「まだ起きていない事」への不安ばかり。不安の原因となっている事実確認をしてみました。

「あの人がきっと私の事悪く言うだろう」
「行かなかったら、うつ病だとバレるのではないか」など…。

考えてみたら、どれも一つ、事実と当てはまるものではなくAさんが作り出したに過ぎない世界だと感じてもらいました。

母親として、毎日すごいお弁当を作った方が子供が喜ぶんじゃないか、学校行事に参加した方が、喜ぶのではないか。でも体がついていかない。

口をひらいて悲観的な言葉を子供に投げかけるよりも「ただただ　抱きしめる事だけでもいい」とAさんへお話ししたのです。

肌の触れ合いはココロを癒します。Aさんは我が子をだきしめながら、自分も癒されて行く事を肌で感じたといいます。

そんな中、Aさんは熊本地震を体験することとなります。

いつ何があるか分からない状況の中　歳を重ねた両親の身になにが起こってもおかしくない。

ならば　いま伝えられることは伝えよう…甘えられる時には甘えよう。

抱きしめられるときは抱きしめよう。家族とは支え合うもの。この家族になったのにも必ず意味があるんだ。

自然災害も鬱も嫌がらせのために自分自身に起こっているのではない。

「地震の意味」、「家族の意味」、「鬱の意味」、それに気付けたときAさんは、どんどん回復の兆しが表れ始めたのです。

■症例②
Bさん。20代　女性。有数の進学校卒業後大学進学。大学在学中はうつ病により2回休学。2時間圏内に住む両親とは離れアパートにて一人暮らし。


平成25年春頃より日々の疲れから食欲不振と過食を繰り返しはじめ、早朝覚醒後の強い体のだるさ、不安、焦り、思考力と意欲低下を自覚するようになる。

当時、授業や実習と同時に、慣れないアルバイト生活を掛け持ちしていた時期と重なる。

「みんな出来ているし、ちょっと疲れているだけよ」

「ちょっと休めば、また頑張れるし」

これまで努力し進学校へ進み、並外れた成績で自分の人生を切り開いてきたBさん。これくらいの事で自分自身が疲れ切ってしまっているのは理解が出来なかったとのこと。

「だって自分は出来るんだもん」

しかし、もう励ましの言葉や、気力だけでは立ち上がれない状況に、どんどん陥ってしまう。不安になり実母とメンタルクリニックへ受診。簡単な心理テスト結果と、診察結果にて、「うつ病」と診断される。

抗うつ薬、眠剤を処方されるが症状改善は一時的であり、生理不順というホルモンバランスの崩れ等、様々な副作用症状が強く現われてしまい根本的治療に至らなかった。

半年後、知人の勧めで2件目となる精神科病院を受診。

本人や家族、主治医との意見の相違から一向に症状も改善せず3件目の病院へ。

数カ月の入院治療開始。それまでのストレスフルの生活環境、多忙な学生生活、友人関係のストレス。それらからの外的刺激をシャットアウトした入院生活というのはBさんにとって、心から休息できたという。

薬剤調整を重ね急性期症状を脱した数か月後、退院時処方をもらい、自宅アパートにて療養開始。しかし次第に「うつ病治療」に関して様々な疑問がでてくる。

「治りたい」でも「治らない」…「どうしてなのか?」

その葛藤の中、再度「死にたい」という希死念慮が現れたことも。抜け出せない暗いトンネルに入って2年半後の平成27年年末。

一冊の本『あなたのうつ　絶対克服できます!』と出逢う。

これまでは症状に悩まされて、文字を読むことすら不可能だったが何故か、「この本だけ」は1日で一気に読めたという。

「この世にこの世界から抜け出した人間がいるんだ」

「その人の声が聞いてみたい」

希望になった。そして「治す覚悟」を決めるキッカケになった。

「誰かに治してほしい」と、より良い医師を求めてあちこちに〝ドクターショッピング〟をしても解決には至らない。

沸き起こる社会へ対しての不満や、医師との関係への不満。薬に対しての不信感。学校という場所について思うところも沢山あったBさん。

医療は必要な時期には頼ることも大切。ただ「依存」する必要は一切ない、という事をはっきりと彼女の目を見て伝え、今の主治医からの内服治療と合わせて私のカウンセリングアプローチすることに。

また、減薬中や減薬後も耐えうる精神的、身体的変化を起こしていく、とBさんへ伝えた。

平成28年1月下旬。初回カウンセリング（以降12回カウンセリング）へ。

「訪問カウンセリング」での自宅でのセッションは希望されず、唯一Bさんが落ち着くというとある店でのカウンセリング開始となった。

私から見た問題点①　一人暮らしによる生活習慣の乱れ
目標：鬱克服へ向けての生活習慣の改善が出来る（実家には帰らないという選択）

　Bさんは、精神科病院を退院後も実家には「帰らない」という選択をしました。理由は、片付いていない生活用品や床に落ちている髪の毛1本でも無性に気になってしまう、両親、きょうだいの家族分が掛け算になって全て自分のストレスとして襲ってくる為とのこと。

　家族は学校へ行けなくなってしまった自分の姿を見ては泣く。家族みんなが自分の事を「娘」というよりも「うつ病」の人間を扱うように特別視するのが嫌だったんだ、と。

　家庭状況をBさん自身から聞く限り、実家療養する事は余計にストレスを生み出す状況と考え、アパート暮らしで、そのうえBさんが辛くても出来るセルフケアを提案していくことにしました。

そうは言っても、アパートに一人でいても家事が出来ず、食材を前にしても身体が固まってしまうのです。

実家の母親が定期的に訪問しては家事のサポートを行いました（前作／P190参照）。

眠前に数個の服薬をして眠っていたものの、中途覚醒と覚醒後の再入眠が困難な状況でした。その悪影響は日中、ティッシュペーパー1枚取るにも一苦労な位に身体が鉛の様に重く、日中も横になっている時間がほとんどでした。

入眠時の環境調整方法をつたえて（前作／P210参照）実践することにしました。

その結果、Bさんは入眠困難の程度は徐々に改善し中途覚醒する事も減っていったのです。途中、思考錯誤もありましたが最終的には2カ月後、一切薬を使わず熟睡出来るようになったのです。

日々「選択」の中に生きている私たちは、口に入れるものも日々無意識のうちに「選択」しながら生きています。そこにも無意識に「好きなモノだけ」「甘いものだけ」「出来合いの物」など…　習慣化した食べ方をしているのです。

食生活からも影響を受ける睡眠障害。それを悪化させる要因の一つが「冷え」。「温めるもの」を選択するように「心がける」ことで、劇的変化はないものの確実に冷え性は改善されていきます。服用した薬を効果的に代謝、吸収し、必要な成分だけを体に取りこんでいくためには血行不良を改善し吸収を促し代謝をあげる事が必要（前作／P198参照）。

Bさんの精神状態からでは、なかなか自分で食事を作ることが出来ませんでしたが、まさしく手っ取り早く体を温めるものを「続ける」事で「習慣化」し、着実に基礎体温が上がったといいます。彼女は会うたびに顔にあったニキビが薄くなっていったのです。そして毎回握手をする手も暖かい。血行も戻り笑顔がとても自然になったのです。

心から安心して笑っている、心開いてくれていることを私も身体中で感じていました。身体が温まると姿勢から変化します。冷えている時には前かがみや視線も下がり気味。

彼女に「温める」イコール「身体がどんな風に変化するのか」は私がどれだけ言葉にしても実行してもらわない事には、そこから先が進みませんでした。しかし治すためと信じてバランスよく自分のペースを守りながら彼女は、行動を起こしてくれました。

疑いもなく、まさに「治る」と信じて取り組んでくれたことで、結果が出るのが早かったと私は思います。

冷えは万病のもと。周囲には、薄着をしておしゃれをする人もいますが、彼女にはまず冷やさない事を徹底的に伝えていきました。

低体温は免疫力を確実に低下させます。安定剤服用する事で一時的に精神状態を安定させることも治療時期によっては必要ですが、このように食事から体温を上げて、低体温から脱出し、血行不良によりブレ幅の大きかった自律神経を安定させることも可能なのです（前作／P165参照）。

「何のために　それをするのか」
「何のために　それを食べるのか」

目的を考える、目標を持つ事は思考停滞している時期には困難かもしれません。しかし鬱病には確実に波があります。気分の波が上がってきたときに「何をどうするのか」が重要なのです。

少しずつ取り組めるようになった些細な家事も「すべて必要なリハビリ」と捉えて行く事で、Bさんの日常は「やり過ごす日常」から「治すための日常」へ意識変化していきました。そして日々の事を「書き残す」ことも習慣化していったのです。

書き残すことは、その感情があったという事を思い返すことが出来ます。気持ちが落ち着いていた頃の自分が、書き残した文字を見ることは、落ち込んだときに読むと励まされることになります。読み書きをすることはこれまでつながらなかった1本1本の思考が繋がるリハビリでもあるのです。

リハビリをするのにも必要な体力。健康な時には起こった出来事に対して「こんな事くらい大丈夫よ」と流せる出来事が、全く跳ね返せなくなるのです。それは物理的に欝病の仕業でもありますが、結局それを跳ね返す「体力」も鬱克服には必要なのです。

しかしながら欝病の主症状に「意欲低下」があります。何もしたくない、何かをする意図が理解出来ない、身体が重く立ち上がる事も立ち上がりたいとも思わない。この精神状態とのバランスが重要です。

無理に行う運動とは「ストレス」以外の何物でもなくなってしまうからです。

その為、夕方の気分が少しだけ上がってきた時に出来る、室内で取り組む自己セルフケアで、少しずつ寝たきりの時間を減らし、運動というよりも「指先を動かす」時間で「病気を忘れる時間」を増やしていったのです（前作／P178・203〜209参照）。

私から見た問題点② うつ症状により「学校」という環境への適応が困難

目標：復学しても自己コントロールが出来る

Bさんは「卒業したい！」という無意識からの心の叫びがありました。

しかし現実には2回の休学、自殺未遂の過去、服薬治療中、克服法が分からない事、復学後に再度3回目の「休学」するかもしれない、という不安などが多く残っていました。

同級生は既に「就職活動」したり華やかな世界へ向かっています。

同級生のLINEグループのなかでも卒業旅行や卒業論文など将来へ向けての話が飛び交う

現状。そのなかで「自分だけ取り残されてしまう」不安が、日に日に増大していき焦る気持ちに駆られてしまいます。

そんなBさんへ問いました。


「…で。結局　Bさんは　どう在りたいの？」

「何の為に学校へ行きたいの？」


イメージをしてもらいました。

思考とは現実に起こり得ない事は「想像」すら不可能なのです。

しかしBさんはハッキリとしたビジョンを思い描く事が出来ました。


「どうして？　どうして？」という問いは原因追及で解決には至りません。

「何のために？」という言葉をかける事で彼女の口から　ぽつりぽつりと言葉が溢れて来ました。

「卒業後、学校の先生になって子供達を支えたい」

「自分と同じような状況の先生達がいたら、自分の経験から何か伝えられるんじゃないのかなって…」

Bさん、その状況って感じる？

はじめは、そんな妄想の様なこと、非現実的な事、想像するのは無駄なことかもしれないと思っていたBさんでしたが、その場にいる感情や風や雰囲気をありありと感じてもらいました。リラックスして、ゆっくりと深呼吸したあとに…。目をつぶります。

教壇に立つ自分の姿、みんなの机には可愛い鉛筆や消しゴム。自分に視線を向ける可愛い子供たちのキラキラした眼差し、習字や絵が飾ってる教室の風景。

そして将来、保健室でも勤務するBさんはゆったりと椅子に座っています。ここは校舎の1階。風がふわー…と流れてきて、大きな真っ白い薄いカーテンが、ゆっくりと気持ちよさそうに舞っている。午後の柔らかな日差しが差し込み、その陽を浴びて自分の身体も、とってもポカポカしている。とっても暖かな風。この仕事を選んで本当によかった…。

外から聞こえてくるのは体育の授業中の笛の音…。元気な子供達の声が聞こえる。

あー…今日も笑顔がたくさん…本当に幸せ…。

休み時間には「せんせー」って子供達が保健室へ遊びに来てくれて。

みんなが一度にお話ししてくれるから、あらら…とちょっと苦笑いしたりして。


先生になった状態のBさんには、もう少し前の時期を感じてもらいました。そう、卒業を控えた大学生活を送る自分自身を。

これまで行きたくても行くことが出来なかった大学の正門を「おはよー！」と、友人に挨拶しながら、歩く自分。「今日はここ勉強しよう」って読みたくても読むことが出来なかった教科書を開き考える自分。友人とは、ジュースを飲みながら、たわいもない話をしてお腹抱えて笑っている。

そうです。ここは、健康を取り戻した自分が行きたかった場所。うつ病から完全復活し、完全復学した自分自身の姿。困難を乗り越え生まれ変わった自分。

再発の種も残さない状況の完全復活した姿。

いきたい世界へ、イメージの中で感じてもらったのです。

「あー。しあわせー…」

その時、目を閉じたBさんの目尻には感動の涙が浮かんでいたのです。ここがイメージ出来るか出来ないかで、克服スピードに影響してくるといっても過言ではありません。
人間の脳は現実に見た世界とイメージの中で見た世界、どちらでも脳は同じ反応をすると言われています。それならば、たとえイメージの世界であっても「幸せ」と感じられるなら、それは安定剤数個にも相当しますし、抗鬱薬が果たす幸せホルモン分泌にも匹敵するのです。

確かに、見えました。そう遠くはない時期に学校へ行っている「自分」の姿がみえたのです。
「何の為に学校へ行くのか？」

それは友人とのＬＩＮＥに惑わされて一喜一憂するためでもなく、みんなの卒業後の話の輪の中に入れてもらうためでもないのです。女子会や飲み会の企画をするためでもないのです。
そのなりたい自分になる為の通過点に過ぎない「今のうつ状態」と、どう向き合っていけばいいのか、少しずつ明確になってきました（前作／Ｐ２１３参照）。

「学校へ復学する意味付け」を明確化したことは、欝の波にのまれそうな時にも彼女の心のブレを沈めてくれました。

起きた目の前の現実には執着せず、その出来事をどう捉えるのか。

自分自身の「解釈の仕方」でストレスになるのか、ならないのか決まるのです。

希望が見えた彼女は「復学による不安」が小さくなったと言います。鬱症状が軽くなれば学校へ適応可能。2月初旬に主治医の許可のもと「復学届」を提出。服薬のない状況で復学するために、新学期が始まるまでの残り少ない2カ月間の鬱克服プランを一緒に考えました。

私から見た問題点③　うつ病になった意味が理解できていない

目標：なぜ自分が病気を授かったのか　意味付けが出来る

Bさんはアルバイトとの両立の中で体の疲労サインに気付く事が出来ず、「自分はどこまで頑張ったらいいのか」が分からなくなり体の変調が起き始めました。

「きっと自分なら　まだまだ出来る」

「そうよ。ちょっと　疲れているだけ」…。

そうしているうちに「休み方」が分からなくなり手抜きをする方法が分からなくなってきたのです。

「いままで頑張ってきた自分が　どうしてこんな目に」

「どうして自分だけが学校へ通えないのか…」

学校の先生になる夢を叶えるために親に「塾へ行かせてください」とお願いしたこともあった。それくらい勉強が大好きで、学んだことをまた誰かに伝えたい、そう思いながら過ごした学生生活。

鬱病なんかにならなければ「その夢」をかなえる事が出来たのに…。

「うつ病は治らない。だから夢は叶えられない。だから自分は幸せになれないんです」

そんなBさんへ私は伝えました。

「いまは、そう感じるんだね。しかし、そう考えるのは病気に仕業なんだよ。鬱が軽くなれば、その感じ方が変わってくる。

感じ方が変われば、考え方が変わります。考え方が変わればBさんの行動がかわり、習慣が変わり、人生が変わるのです。」

―「本当に変われるんでしょうか？」…。（Bさん）

「さっき将来へのビジョンが見えたよね。感じたよね。来年も再来年も、このままで生きる人生と…イメージで感じた世界と。どちらが心がワクワクした？」

―「イメージの世界。やっぱり病気治して、学校へ行きたいかな…」

「キミが今　向かっている先には誰が待っていますか？

苦難を乗り越えた君の言葉に救われる沢山の子供達、沢山の仲間、同僚…今か今かと両手を伸ばして待っています。復学し、晴れて卒業式を迎えた日の自分が、今のBさんへ対して一生懸命なにかメッセージを伝えていますよ。何と言ってる感じがするかな？」

—「今はきついけど　だいじょうぶだよ。今のまま進んでいいよ。そう言われてる気がします…」

「ストレートに学生生活を終えた同級生とは全く違うステージに居る。
大学の教科書だけでは学べない事を沢山学んでいるんだね。しかも、他の人には味わえない命がけの学び。
もしも周囲に違和感を感じるようだったら、もうそれは君が沢山人生勉強をして、死生観から変わったおかげなんだよね。価値観が違えば違和感を感じるのは当然なの。
病気をしなければ　どんな生活だったと思うかな？…」

—「人の弱さも、痛みも理解出来ない、頭でっかちの教育者になっていたかも。自分は出来るんだって…、すこし傲慢になっていたかもって思います」

そこから　Bさんの「病気に対する意識」が変化していきました。

「何故自分が　この病気を授かったのか？」
「なぜ　抜け出せなかったのか？」
そして…
「なぜ　いま後生川と出逢ったのか？」

起こる事には　全て意味がある。それを繰り返し伝えていき、起こる全てから「学ぶ」意識へ変換していきました。

もともと勉強が大好きで「学ぶ」ことに楽しみを見出していたBさん。苦しい状況から毎日何か一つでも学ぼうとする姿勢も徐々に感じられるようになってきました。

今はネット社会ですが、うつ病療養時にお勧めしたいことは「読書」。
読書は自分のペースで取り組める「読む」というリハビリ。落ちた思考回復には効果があると私は思っています。元来、勉強好きだったBさんのやる気スイッチとなると感じた私は彼女の受け入れ方のタイミングを見計らって読んでもらいたい本を提示していきました。

私も鬱療養当時、本という存在には心から救われました。彼女も「本」という存在に心の栄養をもらった一人だったのです。こうして「うつ病」その認識を変える事で、それからのBさんは大学や、周囲も驚くような劇的大変化を起こしていくことになるのです。

■あなたへお勧め著書

『「体を温める」と病気は必ず治る』（石原結貫著）

―「東洋医学の論理は時として西洋医学から「非科学的」だと見下される。しかしそこには逆に「哲学」が存在する。「なぜ病気になるのか？」という哲学である。

東洋医学には2000年も前から

「食が血となり血が肉となる」

「万病一元、血液の汚れから生ず」

という病気に対する考え方。つまり私たちが食べたものは胃腸で消化されて、血液に吸収される。血液には様々な栄養素や肺から吸収された酸素、内分泌臓器で作られた様々なホルモン、骨髄で作られた赤血球、白血球、血小板などの血球が含まれる。しかも血液は約40秒から50秒に一回全身を回っている。もし、この血液が汚れていたなら…。ここから「万病一元、血液の汚れから生ず、と表現されるようになったのだ」—

私はこの文章を読んだときに、結局、食べたものが血肉になるならば鬱病を根本的解決に向かう為には「食事療法」が不可欠だと感じたのです。

精神科病院やメンタルクリニックへ受診しても食事指導は一切ありません。精神薬の処方が主で「どうしたら治るのか?」また、体の冷えに関しても、教えてはもらえませんでした。

私が勤務していた精神科病院でも栄養士が深くかかわることはありませんでした。

この事が、本当にうつ病克服への一歩と考えるならば精神科医療現場での栄養士の役割というものは本当に大きな立ち位置になってくるのでは…。そう思わずにはいられません。

■症例③
Cさん。40代　女性。看護師。２人の子供と夫の４人暮らし。

家事育児、不規則な勤務形態でありながらも両立しながら日々頑張ることが日常だった。平成26年春から些細なことがきっかけで不眠、倦怠感、イライラなど精神的に不安定な状態となって行く。

しかし、女性スタッフが多く、妊娠中や育児休暇などで常に人員不足で「休む事」を相談することすら出来ないような雰囲気の職場環境であった。

医療職20年のキャリアにより上司からは責任ある業務を、重ねて後輩への指導、自宅に帰れば家事育児が待っている。一時も自分自身の心や体調と向き合う時間がないまま日々の忙しさに巻き込まれていった。

しかし体調改善が見られず精神科を受診。診断結果は「うつ病」。

医療職であり薬に関しての知識もあった。しかしいざ自分自身が精神薬を服用する事は抵抗があったCさん。

それでも何とか家族の為、生活の為にと、必死で使命感で続けていた看護師の職。

でも「あの人、うつ病なんだって…」という同僚の視線がストレートにつきささる。


恐怖が体にまとわりつく。周囲から理解してもらえない苦しみがあった。体に包帯が巻かれていたり、痛々しい切り傷があるわけではないからだ。

見た目が健康的なことから理解されないという苦しみに押しつぶされ、ますます心えぐられるような日々を過ごしていた。


「死にたい…」そう泣きじゃくりながら母親に漏らした事も。もう何を信じていいのか、だれを信じていいのか…。何をしたらいいのか…。

崩れそうな家族。悪循環の毎日。「死にたくはない」「生きなきゃだめだ」でも「生きるのがあまりにも辛すぎる。死ぬしかないんだ」何故だか突発的にそう考えてしまう自分もいた。

そんな希望の光もみえず絶望だけで生きていたある日。引き込まれるように何気なく立ち寄った書店。

何気なく引き寄せられるように向かった「心理コーナー」。

その「一瞬」が人生を変える事となる。

そこで出会った1冊。「あなたのうつ　絶対克服できます！」。

著者と重なる看護師という自分の置かれた状況。読みながら止まらない涙。

しかしその涙はもう悲しみの涙ではない。希望という人生の光を勝ち取った嬉しさの涙だったのだ。

暗いトンネルに一筋の光が差し、「治りたい」その一心で著者へ直接電話する事となる。

※熊本から遠く離れた場所に住む彼女に対して訪問は困難でした。
「メールカウンセリング」で顔の見えない方法ではありましたが、しっかりと「信頼関係」を築きながら彼女の鬱病克服へ向けてのサポートを開始することとしました。

【主症状】

・不眠・中途覚醒・早朝覚醒
・思考　判断力低下
・焦り
・動悸
・めまい…等

私から見た問題点① 多忙な環境でのストレス

目標：ストレスフルな生活環境を整える

Cさんは私と同じ看護師。初めにお電話にて御相談頂いた時、「やっぱりな…」と思ってしまいました。私もいち看護師として医療現場で頑張ってきましたが、女性が多く様々な年齢層の仲間たちと関わっていく中で、私は感じていたのです。

女性として女性ホルモンと関わりながら多忙な看護師の仕事と向き合う大変さを。この原稿を書いている今日も、実は看護師さんからのご相談が有りました。ナイチンゲール精神をもって患者さまの為に頑張っている看護師さんが、壊れていく話を聞くたびに心から切なくなってしまいます。

私は子供3人、それぞれ出産後8週間から4か月程度で現場に早期復職しました。「産後の肥立ちが後々体に影響してくるから気を付けて」と人生の先輩にアドバイスされたにも関わらず若さゆえの勢いだけでこなす日々だったのです。もしかしたら、当時から「休み方がわからない人間」だったのかもしれません。

妊娠、出産によって急激に変化したホルモンバランスを戻すのには、しっかりと休養し、まずは体を整えることが重要だったと後に大きく後悔しました（前作／P39参照）。

結婚や出産、子育て、親の介護など、ライフスタイルの大きな変化もあります。毎月の生理や更年期という時期も有ります。

そんな中、看護師としての中堅という立場から職場での役割も増え、日々変化する医療現場に対応するためには自己学習や研修参加。多忙が故の、潜在看護師の増加。その為、現場の人員不足。年齢と経験を重ねるとともに押し寄せるのは、管理職としてのポジション、また新人看護師の教育…。


Cさんも私と同じ悩みを抱えていたのです。その為、Cさんとは初めてお話ししながらも、自分と同じ境遇にうなずきながら聞き入っていました。

看護師であっても主婦の自分、妻の自分、母親としての自分。様々な顔を使い分けるためには、それぞれの変化に対応できる対応力が求められます。子供の悩みは自分の悩みになるし、生理前はイライラしてしまう。

しかし現場に一歩立てば、患者様を前に看護師の顔にならなければなりません。

Cさんも、やらなければならない事に追われ、やりたい事や自分自身と向き合う時間が確保できない状況のまま、日々の忙しさに流される日々だったのです。案の定、残るのは疲労感。

もちろん看護師という職業柄、頭痛薬や便秘薬を使う事には抵抗もなかった。病気に対しても知識が有ったにもかかわらず、どこか他人事。だって自分は看護師なんだもん…でも現実は不規則な勤務による生活習慣の乱れ。冷えを招く食生活、冷え性のままのからだ。

年齢とともに落ちる代謝。体のむくみ…。様々な不定愁訴（前作／P30参照）。そして鬱症状が現れている自分自身の現実の状況を受け入れるまでに長い葛藤が有りました。

葛藤しているという事は「いや違う、違うんだ」と自分自身を認められていないという事。自己否定の感情は鬱症状を余計に悪化させていきました。

年を重ねれば重ねるほどにご相談内容の登場人物や内容が複雑になってきます。だから考えることが多くなりストレスや悩む種が増えてしまう。事柄そのものを問題化してしまっている思考パターンや、悲観的にとらえてしまう女性特有の自律神経系のバランスの悪さから来ることも有ります。

気付きました。みんなに良く思われたい。いい人と思われたい、そんな気持ちと義理で付き合ってきた人間関係。付き合いだけの年賀状。それは療養を妨げていることに…。

Cさんにも伝えました。そう、「断捨離」です。

よい母親でありたい、よい人でありたい、出来るナースだと思われたい、いつも穏やかでニコニコ元気一杯って思われたい。様々な感情が渦巻くなかの人間関係を断捨離したことは結果的に心が軽くなったのです。悩む種を減らせたから。

だっていま、エネルギーが低下している状況の中で「克服」に繋がらないことは人生には必要ないのです。少し無情な感覚がすると思いますが自分を守れるのは自分自身だけ。

シンプルがいいです。

うつ病の時には大きな決断をすることはやめましょう、と言われています。
しかしながら環境が原因で、悪化の状況を作っているのならば環境を変化させる決断が必要なのかもしれません。職場が原因ならやめてもいい、夫の暴力が原因なら離れる覚悟をする、親族が原因なら距離をとってみる。

相手の性格を変えようとする、そのエネルギーこそが結局のところ自分がエレルギー消耗してしまうことになり、結果的に自分が崩れてしまう。

相手は変えられない、そう考えたほうが楽かもしれません。

不要な物で溢れた部屋のせいでイライラしていませんか？　片付かないからイライラしてしまう。ならば捨ててしまいませんか？　辛かった時期に使っていた物が有りますか？　思い出すなら捨ててしまいましょうか。その前に片付ける意欲が無いことも有りますね。そんな時は無理に行って貴重なエネルギー消耗するのは控えてください、そう伝えました。

私自身も小学生から高校生までくらいの昔の写真の半分は有りません。友人とやり取りしたお手紙、思い出のもの。実は捨ててしまいました。これまでの自分が生きた結果が今のうつ病の自分を作り上げているのならば、そんな過去は手放したかったから。

そして、これから先は安定剤に代わる何か、そして自分が作り上げる未来で出逢った物だけで囲まれて生活したかったからです。

一歩、一歩進む中で出逢う人達はきっと、鬱の自分と何かの縁がある方々。そして物に関しても同じなのです。

ミシンが好きだと言ったCさんは「安定剤」に代わることを始めました。可能ならば少なからず副作用のある頓服は服用したくないものです。私も好きな歌手の写真。落ち着くガラス小物。本や好きな柄の日記帳。カーテンや枕。毛布の柄も。好きな肌触りのクッション。可能な限り、自分自身がなぜか落ち着くもの、訳も無くなぜか心地よく感じるもので囲みました。

すると、引きこもりで、たとえ外に出られなくとも、その場所で過ごすことに対して「幸せ…」と感じられるようになったのです。その感情というものが戻ってきたのです。

そこは、誰にも攻撃されない自分だけの居場所。

シンプルなので置かれているのは最低限の物。ごちゃごちゃしてないので掃除や片付けというリハビリの際も苦ではなくなりました。

「人は生きる上で精一杯に抱え込みすぎるから病気になってしまうのかもしれません。その重さに耐えられずバーンアウトする。自分が、その人や物に価値を見いだせないから違和感を感じる。

だからストレスを減らすためにも、その背中に背負った荷物を下ろしてあげる。その環境を作れるのも自分自身なのです。すこし周りを見渡してみませんか。

気が付くと、すこし背負いすぎていませんか。

それって本当に　いまのあなたに必要でしょうか?……」

そうCさんへ問いました。何かに気づいた様子のCさん。そこから自分自身の本当の心に気持ちが向けられるようになっていったのです。

私から見た問題点②　周囲の声に自分自身を失っている

目標：新しい自分自身の発見が出来る

Cさんへお尋ねしました。

「あなたがうつ病になってまで手に入れたかったものは何ですか？」

「仕事をしているのは、何のため？」

「仕事を休めないのは、何のため？　誰のため？」

「仕事を休まないのは、自分のため？　誰のため？　何のため？」

今あなたが　身体と心を縛り付けてまで頑張る必要があるのですか？

いま、あなたがいる場所は心からの安らぎの場所ですか？

「なんで？　なんで？」ではなく、こう問うてみてください。

何のために。　何の為に　それをしているのか？……。

子供の頃から夢見た仕事。「憧れ」とは裏腹の多忙を極めた看護業務。精神的余裕は思ったほどない。日々こなすだけに追われた日常の中で表れ始めたさまざまな体の不調。気力だけで乗り切っていた心の糸が切れるのも…時間の問題だったのです。

そんなCさんを襲ったのは、うつ病というレッテルを貼られたがゆえに起こった職場でのトラブルでした。それまでは服薬しながらでも継続出来ていました。しかしこの件があってからというもの、職場での立場はますます厳しいものになり、周囲の評価に自分自身の存在価値、生きる価値さえも見いだせなくなってしまったのです。

自分のこれまで取り組んできた事の結果が「現在」であるならば、
いままで自分が取り組んできた事は意味があったのだろうか…。

私は皆に必要とされているのだろうか…。
私は価値がある人間なのだろうか…。
欝病になった自分は家族の迷惑ではないだろうか…。
欝病になった母親をみて子供は何を想うのだろう…。
そもそも何のために　いままで頑張ってきたのだろうか。

もう。生きていて…　いいのだろうか…。

Cさんは医療者として知識がありました。欝病のガイドラインも周知しています。
私自身も勘違いしていました。そのようにしないと治らないのではないのか…と。
そうすることだけが「治療」なのだと。

違います。

私はCさんへ問いかけます。（メールより抜粋）

…………………………………………………………

Cさん、いま　あなたを作り上げているもの。それはココロだけでしょうか？

血が流れ　食べたものが肉となり、呼吸をしながら私たちは生かされています。

動かそうと思って心臓や肺や腎臓が動かされているのではありません。

細胞や神経がCさんを　勝手に動かしているのですね。

自律神経を整え、すべてに向かうための抵抗力を整える事が、これから先、減薬した時にも耐えうる体になります。一緒に考えて行きましょうね。

Cさんに　いま　あるものは全て武器なんです。特技なのです。色々な経験も　悩み生み出した結果も答えも、子育てで学んだ事も　愛情の大切さも。精神薬を飲んだ人にしか分からないやるせない気持ち、差別を受けた人にしか理解出来ない心、些細な日常の有難さを理解できない方にには、けっして学べないことを今、病気を通して感じていますね。

病気で仕事を休んだ事の無い人間には分からない想い。深い人生経験をしたCさんはきっと、「だって…誰も　分かってくれないんだ…」って。一人悩む方々の「光」となる。

あの日、私が死ねなかったのは、あなたに出逢うためでもあったのです。そして私の著書を手に取った事実は決して偶然じゃない。

Cさんは克服するために私と出逢ったのです。縁がなければ絶対出逢うことも有りません。だから大丈夫。あなたは絶対克服できます。

誰の指図も受けない。自分の信念貫く。

Cさんを必要としている場所が絶対にありますからね。ただ　まだ出会ってないだけ。その信念を大切にしてください。

そしてね、いつかお逢いましょう。

…………………………………………………

「休みたい」「本当の自分は　こう在りたいんだ」という言葉に出来なかった感情が身体症状として表れていただけの事。

なので、「病気」というものは、大切な何かを教えてくれるギフトなのです。

鬱になってまで手に入れたかったもの。

そうなのです。結局、身体を壊してまで手に入れたかったものは存在しなかったのでした。

Cさんは疑う事もなく　私のメールに込めた文字を感じてくれました。

時に、メールの文字で間の取り方、句読点の打ち方を変え、催眠状態へ入れた事もあります。催眠といっても　リラックスした状態へ導き　よりメッセージを潜在意識の部分へ落とし込むこと。

Cさんへ送ったのは「自分自身の価値ある未来を感じてもらうため」のメッセージでした。メールカウンセリング当初、鬱病になってしまった自分の未来を描く事が出来ず、希望が見えていない状態でした。しかしメッセージを潜在意識へ送り続けると、次第に変わってきたのです。

これまで「治らないかもしれない」という鬱病に対する「前提」を、真逆に書き換える事が出来ました。

「鬱病」というレッテルを、医師の診断とともに「ぺたっ」と張られてあっという間に「うつ病患者」の出来上がり。「自殺者」が出てしまうほどの大きな出来事かもしれません。

しかし、それは訓練することで書き換えられるのです。

決して劇的ではありません。

それは、ゆっくり　ゆっくりです。焦りは禁物。

自分に必要なタイミングで、自分に必要な形で。それは自分の望む形じゃないかもしれないけれど必ず来ます。「あ、このことだったんだ…」という腑に落ちる瞬間が。

Cさんは休職することになります。しかしその時間に彼女は気付いてしまいます。

本当にこのままでいいのだろうか…？　自分の価値って一体…。

命の尊さや、人生について…様々な深い疑問が彼女を取り巻きます。どんどん私からも問いかけます。うつ病とは哲学者になると私の主治医が笑っていいました。哲学者レベルに考えるならと、彼女はとことん考え抜きました。

それは「悩んでいる姿」ではなく「考えている姿」。母親としての生きざまと、一人の人間として精一杯生きる背中を、子供達へ見せてあげようとする人間の強さも同時に感じたのでした。

そして忙しさにかまけて目をむけなかった生活習慣。病気に対してどう対処するかは看護経験上の知識はありました。しかし、本来の人間の生理機能を考えるならば西洋医学だけではなく東洋医学的な視点も絶対的に必要で、昔ながらの日本人の生活習慣に戻す必要性にも気付く必要があったのです。

わたしが関わる中で決して情報の押し付けは致しません。何故ならば当事者本人が「あ、そういうことだったのか…」とまず気づく、腑に落ちた方がそこからの回復スピードが断然に速いからです。

大切な命をよりよく輝かせるためにも「築く」ことよりも大切なことは「気付く」ということ。

3月のある日、私はCさんの状況から未来が見えてきました。そして伝えました。

「治るのは今年中です。だから安心して私についてきてください」

「鬱」イコール「克服できる」

「鬱」イコール「神様からのギフト」

その大前提を気づけた彼女。

この後、大きなターニングポイントを私は見届ける事になるのでした。

■症例④
Dさん。50代　男性。派遣社員。会社員の妻と2人暮らし。

7年前、片親で育ててくれた最愛の母親が末期癌と診断される。歳を重ねるとともに距離をおいて関わっていた母親だったが、唯一の身内であり自分をいつも見守っていてくれた存在だった事には間違いなかった。

母親は癌治療の為に入退院を繰り返すが、徐々に病状が進むと、混乱状態になり病室で不穏行動もおこすようになる。優しく笑いかけてくれた幼いころの母親の面影は消え去り、コミュニケーションを取る事さえ難しくなっていく。

最後の親孝行と思い、入院中の身の回りのサポートをしながら仕事へ向かう日々が長く続いていく。派遣の仕事をしながらの看病。最終的に病院のベットで母を看取る事になるのだが、亡くなった後からなかなか寝付けない、といった症状が徐々に出始める。

気持ちがそわそわしたり、集中力が続かない。

「ちょっと疲れているのかな？」

「でも何だか　おかしいな…」

なんとなく体の不調は感じていたものの、それほど気にも止める事はなかった。近所のクリニックで睡眠薬を処方してもらい、何とか夜は眠り朝が来たら仕事へ行く生活。

しかし母親が亡くなり時間の経過と共に、症状は強くなる一方。睡眠薬では一時しのぎの状態になり「なんとなく」と感じていた不調は日常生活にも支障をきたし仕事へも足が向かない程の悪影響を及ぼすようになっていた。

焦り、動機、過呼吸…強くなる身体症状。あらゆる検査をしてもどこにも異常は認められない。ストレスが原因であると判断され、平成20年「鬱病」診断。

妻の手がなければ日常生活が送れないまでに状況は悪化しており、精神科病院へ勧められ3

カ月入院する。大きな改善が認められないまま退院、そのまま自宅療養となった。

それからDさんは何錠もの抗鬱薬などで薬剤調整しながら、家計の為にと何とかノルマのある派遣の仕事をこなし、帰宅すると静かに妻との食卓を囲み、睡眠状況が安定しないまま翌朝を迎えるという日々。

…気がつけば既に7年が経過していた。

そんな中、平成27年　年末、熊本の書店にて1冊の本と出逢う。

「あなたのうつ　絶対克服出来ます！」

わらをもすがる想いで一気に読んだ。

様々な疑問と未来が頭の中をめぐったという。

それからSNSを通じて著者へメッセージする。

「俺はもう50代半ば。このままじゃ嫌だ。もういい加減に　やりたい事やってから死にたいんだ」

そこには苦しむ母親を看取った後の7年間封印していたDさんの切実な想いが溢れて出していた。この日を境に確実に変化したものがある。それは　今までになかった紛れもない「希望」という言葉だった。

12回の訪問カウンセリングとメールフォローが開始されたのは平成28年3月下旬の事だった。

私から見た問題点①　ネット依存し睡眠状態の安定が図れない
目標：夜間の睡眠環境が整い日中活動が出来る

Dさんは、不安な状況を紛らわせるために、夜間服薬後にも携帯電話でネットサーフィンをするのが日課でした。いつも携帯を触っていないと不安。誰かと繋がっていないと不安。募る寂しさ。どこか答えが…何かにすがりたい…。

その心境は私自身も十分に理解出来たのですが、服薬後、薬の効果で自然に入眠へ促されることを、強制的にストップさせてしまっているのは紛れもなくDさん自身だったのです。携帯電話に触れ、明るい画面を見続ければ服薬効果が得られず、入眠困難になるのは当然の事でした。

まとまった睡眠時間が確保できない事、睡眠リズムが安定しない事で翌日の疲労感、仕事中の集中力や意欲低下、嬉しい楽しいなどの感情を感じない。など日常生活全て悪循環になっている現状がいちばんの問題点でした。

「昼間活動（仕事）をして体を動かし、疲れた頭で自然と夜は眠る。またネットの人間関係ではなく人と人との繋がりで　リアルな世界で生きる事が出来る」

その環境を作りあげる事がDさんには必須だと感じました。

Dさんは、この時点で既に50代半ば。年齢的にも希望する職場への就職は厳しい。そして7年も抜け出せない鬱病治療。

そうした4月。震度7の熊本地震。Dさんは強制的に避難所生活を強いられます。

そこにはみな共同生活し、夜も避難所は暗くなる事がありません。車中泊になっても安心して睡眠がとれない状況。

容赦なく襲う体への悪影響は重くのしかかってきました。同時に、地震後の派遣仕事はぱったりとなくなってしまったのです。


震災後は頻回にDさんへ接触しました。あまりにも心に傷を受けていたから。

しかし「震災」をきっかけにDさんは改めて「自分の生き方」を問いただします。


大きな余震は起きるのは仕方ない。しかし幸いにも自宅に大きな被害が無かったDさんに「もう一度自宅で休んではどうか」と問いました。


これまでは暖かな布団がある事が当たり前だったが、今は冷たい床の上。

電力のお蔭で携帯を見たいだけ見る事が出来たが、今は充電も思うように出来ない。

共同生活では静かな夜を過ごすことができない。

避難所生活はこれまでのDさんの自由を一気に奪いました。

改めてDさんへ問います。

いま大切な事は足を延ばして横になること。
固い床では無く布団で眠ること。
布団を着て体を冷やさずに眠ること。

それらの睡眠環境をDさんに整える事が、うつ克服と震災後のストレスを乗り越えていく力になると私は感じ伝えました。

当時の熊本の避難所生活は、鬱治療中の方でなくとも強烈なストレスとなっている現状がありました。

Dさんは気付きます。鬱病を克服するためには「睡眠」を整える事が先決。地震や社会生活の刺激を受け流すためにも抵抗力と体力は必要なのだと。

それからDさんは日中には自宅に引きこもらず外出するようになりました。この悲惨な状況の中、何か自分にもできることが有るかも。

その答えを満たす「何か」を探すため「歩く」事が日課に。

そうしていると、あれほど体力低下があった身体は、少々の疲れにも対応出来るようになりました。

ひきこもりが解消されて外出好きになったDさんとは、喫茶店やレストランなど社会の刺激にも対応できるようリハビリを兼ねたカウンセリング場所の設定を行いました。

これまでは人の言動や太陽の光にさえも刺激をかんじていた生活だったのに、徐々に街中で多くの人が行き交う場所でもDさんは楽しめるようになって行ったのです。

ネットの中ではなくリアルな人との関わりを持つように自分から挨拶をしたり話しかけてみたりすることにも取り組み始めました。

私から見た問題点②　安心感や愛情を感じる事が出来ない

目標：目に見えない存在に価値を見出せる

「自分は母親から愛されていたのだろうか…」

それは病床で癌性疼痛に苦しむお母さんの姿を毎日見続けた上に、最後まで看取った時の感情がそのままDさんにしがみついていたのです。

「お母さんに、もっと何か出来たのではないか、そしたら早くに亡くなることはなかったかもしれない。本当に親孝行出来ていたんだろうか…」

「生きてくれていたなら…」

しかし物理的にお母さんと逢うことは不可能です。Dさんは「死」イコール「存在が消える事」という前提が有りました。だからほかの人が当たり前に受け取っている愛情、それが欲しくても自分は愛情を感じることが出来ない人間なのだ、と。

人は肉体がなくなると存在自体も消えてしまうものなのでしょうか？

違います。魂は残っています。

私は自分の体験をもとに彼へ伝えました。私が療養中の中「死にたい」感情が止まらず、その場へ立った時の事です。

「死んで空から子供たちを見守ろう」と考えました。

たとえ肉体が消えてしまっても、空から精一杯見守ろう。危ないときは空からエネルギーを送って助けよう、いつも見守っていよう…。

本気でそんなことを考えていたのです。結局死ねずに帰宅したのですが、帰りながら感じたことが有ります。

「あ、いま、ご先祖様たちが、この世に引き留めてくれたんだ」と。

亡くなって肉体が存在しないご先祖様が「まだ早い」と希死念慮に捉われ進み続けた足を強く引っ張り、引き留めてくれた。なぜか分かりませんが足に暖かな感覚を確かに感じたのです（前作／P180参照）。

Dさんに問いました。

ベストタイミングで物事が起きたことはありませんか？　と。

「ある」と彼は答えたのです。しかも不思議な状況であったと言います。

人は目に見えるものばかりに心を奪われがち。人生を切り開くにも、状況を変えるにも、そこに見えない物を信じようとする気持ちこそが、その後の運命の分かれ道なのです。

人間は、自分ひとりの力でここに存在しているのではありません。膨大な数のご先祖様のおかげで今、ここにいる。子孫を守らない先祖はいないのです。いつも心を合わせ、手を合わせていたら必要な時には必ず助けてくれます。

心を向けていたら…、の話ですが。

その方々が、どうしてDさんへ病気を授けたのでしょうか？　どんな意味が有るのでしょうか？　その答えに気付けたときに病気の方がDさんの身体から消えていくと伝えました。

だから「うつ病が悪の根源だ」と思い込んでいる状況では、一歩も進めないのです。

何かをそこから学ばないと病気は消えていかない物なのです。

そんな話をしていたのは熊本市街の喫茶店でしたが、Dさんは近くにお母さんの暖かな存在を感じたと言います。両腕には物凄い鳥肌が立っていました。

そうなんです。目に見えなくとも、亡くなったお母さんはDさんを守ってくれている、だからDさんが想うとおり生きたらいい。

「お前は大丈夫。思った通りに生きてごらん」

そう言われたような気がしたそうです。

他人の視線や言動に、たった1回の、大切な人生を左右させられてきていた事、何ともったいないことだったのだ…Dさんはとても悔しそうな表情を見せました。

私が教えたのではありません。Dさん自身が気付けたのです。

カウンセリングとは答えを教えるというよりも、解決力のサポートです。自分で気付き、腑に落ちたことは決して忘れないからです。

見えない力を信じる事で、自分自身の人生がどれだけ変われるんだろう…そう何かヒントを得たように目に力が戻ってきたのでした。毎回、対面カウンセリングを行うと同時に、メール対応無制限で対応し、日々の心の波に寄り添いました。

「しっかりと自分と向き合う時間」を通して、Dさんは50数年の人生を冷静に振り返ることが出来るようになりました。そしてこれからの人生の課題も見えたDさんは、大きな一歩をふみ出すことになるのでした。

生きる
の章

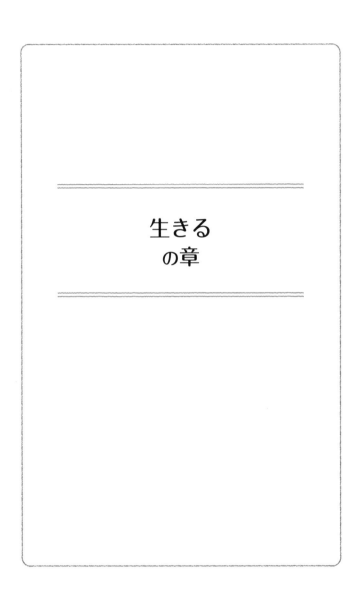

生きる覚悟を決める

私のカウンセリングには、全国からお問い合わせを頂くのですが、この言葉が時々聞こえてきます。

「死にたい。どうやって生きていったらいいのか分からない…」

私も希死念慮が頭から離れなかったとき主人によく言っていました。私が死んだら他に健康な奥さん見つけてね…優しいママを見つけて子供達も、みんな幸せでいてね…って。

ママの事は、もう忘れていいからね。

運動会のお弁当だってほかのママみたいに上手に作れない。夫へ味噌汁一つも作れなくなってしまった、情けない自分。パンツスタイルの白衣を着て聴診器ひっかけて笑顔で、テキパキ走り回っていた自分は既に過去の栄光。ほんの3か月前から、一気に転落してしまった見る影もない自分。

おなかに宿ったと分かった時から、その顔を見るまで、お腹をさすりながら沢山たくさん言葉をかけてきた我が子。生まれた瞬間、この世にこれほどまでに愛おしい存在が有るのか…涙が止まらなかったあの日。その小さな5本の指が私の人差し指をしっかり握ってくれた日。生まれたばかりの美しい瞳で、しっかり私の事を見ようとしてくれた日。

守るべきものが出来て、失う怖さもあったけど、何よりも幸せな日常が確実に存在していた。そしてこう思っていた…。

「明日も　明後日も　1年後も　10年後も…今の幸せが続く」

そう、錯覚していた自分。

それを根こそぎ覆してしまったうつ病。大切なひと、守るべき人がいても、どんなに幸せでも、それを根こそぎ…。

それでも生きることが強烈に苦しい、苦しいのです。だから死にたくって死ぬわけじゃない。

あまりにも苦しすぎる。いま、この原稿を書いているときでも、どのように表現していいのか言葉が見つからないのです。

鬱病の本当の意味、深く暗闇の世界、これは経験した人間にしか分からないのは、そういうことだと感じます。

でもね。本当は「生きていたい」

その絶望的感情に寄り添うには、医師であっても難しいのではないのでしょうか。何とかして、「生きる事」に目を向けてもらうよう私も必死です。まず「生きる選択」これがカウンセリングや治療の中での第一関門。私も何度も胸を撫でおろすケースが有りました。希望を決して捨てずに向き合います。

自宅療養を選択していた東京都心に住む、とある女性。電話をかけてこられました。夜の9時過ぎでした。

「いまマンションの屋上です。死ぬ前に、どうしても、礼子さんの声を聴いてからにしようと思って」

電話口ではビュービューと風が吹いている音が聞こえてきました。周囲には誰もいない様子。落ち着いて冷静に彼女に語り掛け続けます。でも、心は必死でした。

その後、説得して落ち着きを取り戻してくれた彼女。何もわからない、と彷徨《さまよ》って一人になりたいと遠出した日にも「お帰り」、その言葉で受け入れたことも有ります。

「生きて戻ってきてくれて本当に有難う」

通院中の病院内の心理カウンセラーの元へ通っているとのことで、私のカウンセリング契約の方では有りませんでしたが、ラインをして返事がなくても「既読」がつけば私も「今日も生きていてくれてるんだな」と安心することが出来ました。

希死念慮が無くなった彼女ですが、のちに「どうして、あんなことをしたのか分からない」そう話してくれました。

発作的に希死念慮が自分の中を支配するのは一度きりではありません。繰り返し襲ってくるのです。少しでも、もう一度生きる事を選択してもらえるように働きかけます。何度も何度も働きかけます。

生きている事さえできれば「やり直せる」のが人生なのですから。そして死ななくても良かったと気付く時が必ず来るのですから。

人間はいつか死ぬ。そんな日が確実に来るとしても…それでも、あなたは「死」を選択しますか？

「自殺」

これは、どうあがいても、もがいても、そこから肉体を生き返らせ、這い上がらせること等100%不可能。何度もいいます。

100%不可能なのです…。

生きているからこそ、感じる悲しみなのです。

息をしているからこそ、感じる苦しみなのです。

血が流れているからこそ、感じる痛みなのです。そう…すべては、

「生きているからこそ」


私が療養時、友人がこんな話をしてくれました。

「人がこの世に生を受けて生まれてくる確立」のこと。あなたは知っていますか？

父親が生涯かけて作る精子、その中で子供が作れる年齢的期間を考えると「約1億7500万個」。母親が生涯かけて卵子を作る数、その中で年齢的期間を計算すると、たったの200個程度。

1億7500万分の1　×　200分の1　＝　1400兆分の1
妊娠経過の中で、この世に生まれてくる数は100％ではありません。

という事は生きてこの世に存在する確率なんて「奇跡」なのです。

昨日も生きて、今日も生きている事なんて、それまた「奇跡」なのです。

1400兆分の1の…

「奇跡」

人の出逢いなど、とてつもない奇跡。この世の沢山の本の中から、この1冊の本との出逢いなど…もう必然としか言いようがないのです。

そして受け継がれている自分の中にあるDNA。これは、戦争や貧困や、様々な時代と共に生きた御先祖様がいて、精一杯生き抜いてきて、いま、受け継がれて、いま、この瞬間に呼吸をして生かされている。

あなたが生まれた時に、誰もがあなたを見つめて、ほほえんで、愛おしいまなざしを向けてくれましたね。

それは、あなたがいるだけで幸せだと感じる人がいるからです。あなたの存在を必要としている人が確実にいるのです。

必要で必然で、この世に生きている。もう一度、言います。何度も言います。

「あなたはこの世に必要だから　生かされているのです」

だから…。

生きる覚悟を決め、もう1度生きてみませんか。

生かされている意味を知る

病気を経験し、辛い時期を超えて、いま私があなたに伝えられること。それは「生きていれば、いいことあるよ」なんて薄っぺらい言葉ではありません。

「生きたくても生きられない人もいるんだから。死にたいなんて、そんなこと軽々しく言っちゃいけないよ」

なんて言葉でもありません。

口が裂けても言えない、そんな言葉。あなたの辛さ。とても理解できるから。

しかし、社会にはそんな言葉を軽々しく投げかける人がいるのは確かです。

だから、心無い言葉はココロに止めなくていい。あなたは精一杯今を生きている。頑張っていること、私は…知っています。

あなたは、一体何の為に「欝病」の時間を過ごしているのでしょうか。
もしかしたら、こう思っていませんか?

罰が当たったんだ
へんな霊がついてきたんじゃないのか
あんな事に関わるから、こうなってしまったんだ
あの人さえいなければ…。

本当にそうでしょうか。

あなたが、乗り越える力が備わっているからこそ神様は病気を与えてくれたのです。
この活動をするようになって人間が「泣く」という事に対して私は安心してみています。

涙は心の浄化作用が有るからです。涙は自然なデトックスなのです。

私たちの心や身体は、瞬間瞬間に変化してゆく環境に、一生懸命に対応しようとしています。うつ病という病名とともに、「ペタッ」とレッテルを張られて、あっという間に患者になります。自分のカルテには「うつ病」と書かれ、受け入れられない感情や療養環境に処理しきれない疲労が溜まってしまうのです。

十分な休息やコミュニケーションの改善などで、早いうちに浄化できれば良いのですが、それができなかったから、どんどん溜め込まれます。

人が気持ちを溜め込める量には限界があるのです。

その限界に達すると涙が溢れ、「泣く」という現象が起こります。涙を流すことは、溜め込んでいた老廃物を流し出そうとする現象、つまりデトックス。

涙を流すと本来の心が見えてくるので、私はカウンセリングの中で涙を流される事には何も言いません。ほとんどの場合その方が、すっきりされていくのがハッキリと見えるから。

「あー泣いた、泣いた。涙って本当に枯れない物なんですね」

って少し笑顔になることも。

涙を流すと、まるで大きな荷物を下ろしたような軽やかさや、散らかり放題だった部屋がキレイに掃除されて片付いたような清々しさやスッキリ感が感じられます。

スッキリすると、それまでよく見えなかった本来の自分らしい心が、ありのままに見えるし、心がクリアになる。涙の浄化作用は素晴らしいと思います。

私も当時、本当によく泣きました。

泣く意味。自分の身体で試したかった。

だから「礼子、だいじょうぶ。泣いてもいいんだよ」って。自分で自分を許した。

そう…だから泣くことは決してかっこ悪いことじゃないんだ。

嫌で飛び出した実家。入院生活を断固拒否したうえ実家療養を選び、母の小さな軽自動車へ乗せられ帰った寒い日の夜。窓から見えた星空はいまでも忘れません。無情にも、悔しいくらいに強烈に星が綺麗だった。

感情のコントロールも出来ない醜い人間の自分、その星になりたいとすら思った。

美しかった…。窓を全開にして冬の冷たい風にさらされながら、ずっと星を見上げていた。その時の涙は、それまでの涙と少し違っていたように感じます。

浄化されたあとの　なみだ。

私の父親は亭主関白で、ときに母親に対して手をあげることも有りました。私が成人するまでの頃の話です。そんな父が私は大嫌いで看護学校入学と同時に、寮生活を選択し家から足が遠のいたのは、その為だったのです。

そこから15年後のその日、生きる気力を失い、変わり果てた我が娘の姿を見て、掛ける言葉も見つからなかったのでしょう。父親は、静かに居間のコタツのスイッチをいれ、台所で底が少し焦げたヤカンに水をいれ、ゆっくりとマッチでストーブに火を付けてくれました。

マッチに火を付けている背中、いつの間にか小さくなっていたその背中は、昔、母親へ手を上げていた憎んでいたはずの父の背中では無かったのでした。
しばらくして父の姿が見えなくなりました。外を見ると自宅の材木の置かれた作業台の所で、父は泣いていました。

きっと父も悲しかったのだと思います。孫に対しては優しい表情を見せていた父。もしかしたら子供とのかかわり方が分からない、生きることが不器用なだけだったのかも、しれません。このことが有ったことで長い間の父との確執は消えていきました。そして気付きました。父が生きていてくれたからこそ、私が存在しているんだ。こうして、命が繋がっていくんだ…。

あの時、死のうと思っても死ねなかった。なぜだろう？
なぜ神様は私に命を与えたのだろう？
なぜ死なせてくれなかったのだろう？　なに？　夢に出てきて教えて欲しい。答えは何？

「そこに生かされている意味があるから」

病気の恩恵を知る

大変な病気になってしまった。これは不治の病。取り返しのつかない病気に…。
治りたい。でも治らないかも。
もしも病気からの恩恵がこの世にあるとしたら一体、何だろう。
あるとしたら一体何だろう…。

回らない頭の思考で一生懸命考えて文字にしていきました。そこからかなりの時間を経てくると、少しずつ見えてきたのです。

・自分の気持ちと真正面に向き合う時間が出来た
・経済的困窮した生活を経験し、お金の大切さをしった
・体からのサインを無視し続け、栄養ドリンクやサプリメントでやり過ごしてきた事。大きかっ

た代償のこと
・家族の愛情を知った
・本当にやりたい仕事って、やっぱり看護師では無いかもしれない

そして、いま動いている　この鼓動。この鼓動さえあれば、生きている事さえできれば、もうそれだけで、たったそれだけで…。

「可能性は、無限大」

どうして、今までその有難い事に気付かずに生きてきてしまったのだろう。
明日も明後日も1年後も10年後も、今と変わらず来るって「錯覚」していた自分。
だから、自分の生き方について向き合おうとせず、人の評価や顔色ばかりを伺う生き方しか出来なかった。

だって、皆に「いい人」って思われたくて…。

結果的に本当に「やりたい事」も我慢して気付けば30歳台半ば。

本当に　そのままでいいのか？
そのままで…本当にいいのか？
本当に　このまま　今のままで…？
何度も何度も。…何度も。欝病から問われているような気持ちがしました。

事例に挙げた方々が、一歩を踏み出すことが出来たのは、その方なりの「意味」をそこに見いだせたからだと感じます。

親との関係を見つめなおすきっかけ。子供との向き合い方を見なおすきっかけ。

仕事に対して、人間関係について、今後の事について…夫婦間の在り方について。

それはあなたが幸せを感じて生きていくために必要なことだから。

鬱療養の時間というのは考え直す時間。

それは神様からのギフト。

『メンタル断捨離で心の換気！「怒り」をすっきり整理する』（川畑のぶこ著書より）

がん患者さんの症例をあげ、川畑先生はこのように述べられています。

「多くの患者さんが病気になったからこそ家族や周囲の人々の愛情や思いやりに触れることが出来たとか、それまで薄かった家族の絆が強くなったとか。嫌なものを素直に断ることが出来るようになったとか…人生の最大優先順位が整理出来たというのも共通している病気の恩恵です。

今まで大切だと思っていたことが病気になって命に限りがあると分かった途端、まったく大切ではなくなり、むしろこれまで意味がないとないがしろにしてきた事に大きな意味があると知るのです。

病気になって健康の有難さが分かること、身体や生命の神秘、または自然の神秘に畏敬の念と感謝の気持ちが湧いてくること。今日1日生かされていることに幸せを感じる事。

これらは不幸の中に見出した幸福、むしろ不幸な状況にいったん陥ったからこそ、あるいは陥らなければ見いだせない幸せなのです」

この時の感情は前作「あなたのうつ　絶対克服できます」に詳しく記載しております。

どのように私の感情が変化し「鬱になってよかった」そう主治医にいう事になったのか。

鬱病に感謝が出来るという極限の感情にたどり着くまで、そう長くはかかりませんでした。


なぜならば「恩恵」が必ずあるんだと信じたから。

そこからが薬の減薬が早かったのです。もちろん症状を伝えたうえで医師の判断、指示のもと。

「薬を飲んでいること以外は、礼子は普通だよ」

恩恵に気付き始めた時期に夫から言われた一言です。


病気の恩恵が分からない時。ギフトの意味が腑に落ちなければお墓参りに行ってみませんか?

「有難うございます」と言葉にしながら、お墓掃除をしてみましょう。

あなたへ命を繋いでくれた壮大な数のご先祖様たち。

心を向けて　ゆっくり語り掛ける。そして、
そっと手を合わせてみませんか?

そこに、きっと何かの答えに　気付けますから。

目に見えない力
の章

①言霊の力

「言霊《ことだま》？」

きっと何となく気付いているのではないでしょうか？

言葉に宿る、その力というものを。

古代日本から、伝えられていることで、言葉に宿っている不思議な力、発した通りの言葉が現実を引き寄せる。昔からそう信じられてきました。

あなたも心当たり、ありませんか？　いい事も嫌な事も、ふと言葉にした事が現実になってしまった事って。

言葉は生きていて、私たちの脈や呼吸などの自律神経系や、体調をもコントロールしています。悪い言葉を使う人がいる集団の中では、その言葉を発している人のみならず、そこに一緒にいる人も、何だか嫌な気持ちになったり、ぞわぞわしたり、脈が速くなったりする感覚。

これまで、あなたも感じた事があるのではないでしょうか？


「疲れた…」、その一言。

疲れたから「疲れた」と言うのではないのです。

「疲れた」と言うから、余計に疲れる「感覚」がするのです。


「どうせ　無理だ」、その一言。

出来ないのではありません。

「出来ない」と言葉にする、そこで自分に制限をかけるから、意欲低下し、そこから先が「出来ない」のです。


「ダメな人間だ」、その一言。

ダメな人間など、この世に1人もいません。

「ダメな人間だ」と言葉にするから、どんどん卑屈になってしまう。

そして、それらの言葉を「習慣化」していくと…恐ろしい結果になるのは目に見えています。まさに私自身、言霊の威力など信じる事もなく、これまで過ごしてきました。
無意識から何気なく発せられる言葉が現実になるならば、この世の皆が簡単に成功出来るし、怖い者なしだよね…。人生そんなにうまく行くはずが無いんだ、って。
目に見える状況しか信じられない生き方をしていました。地位や名誉、キャリアや資格、持っているものや見た目。自分の見えた現実だけで物事を判断している人間だったのです。

しかしその後、私は言霊の威力を体験することになるのです。まさに平成25年の9月。
医療現場で看護師をしていた私は毎日毎日、したい事より、しなければならない事に追われて、育児、仕事、夜勤…帰宅すればエンドレスに続く家事。多忙のなか口から出てくるのは気が付くと愚痴ばかり…。

「いっそのこと、病気になれば仕事休めるのになぁ…」

毎日毎日、ロッカーで着替え、そこに映った鏡の中の自分の顔を見るたびに、

「なに、やっているんだろ。わたし」

おなか周りにしっかりついた贅肉、産後太りの崩れた体型。夜勤明けの肌の調子も良くはない。友達といえば似たような生活環境の人たちとのたわいもない会話をしているだけ。

「こんなはずじゃ無いのにな。私は一体何をしたいのだろう…」

パタン…と静かにロッカーを閉めて、終わりの無い日々に虚しさを感じながら、更衣室を後にすることも有りました。


無意識から出てくる理屈じゃない心の底からの言葉。むなしさ。

自分でも気付かないうちに「習慣化」していたのです。ストレス反応を精一杯示していた自分自身の体は、そんな言葉にてき面に反応します。体の声が私に言いました。

「お前は病気になりたいんだな…そっか。それならば…」と。

すると、こんな体の症状も現れます。


なんだか疲れが取れない。なんだか眠れない。なんだか頭が回らない。なんだか分からないけれど…それが「不定愁訴」。

不定愁訴とは、なんとなく体調が悪いという自覚症状があるものの精密検査をしてみても原因がハッキリとしない状態。

これらの症状を受診したメンタルクリニックの医師へ伝えると、あっけなく「自律神経失調症」と診断されてしまいます。自分自身が「自律神経失調症」だと言われた時に、心のどこかで無意識に感じてしまったこと。

「あー…やっとこれで　休める」

その後は、とてつもない辛い時間が始まっていった訳ですが、私が「欝症状」を引き寄せたのは必然だったのだと思います。無意識の中で「休める原因」を望んでいたから…。

「キライ」「バカ」「嫌だ」…そんな言葉を習慣化してしまうと、そんな現実を引き寄せてしまいます。だから自分の思う様に事が運ばれないときに、まず見直すべき所。それは間違いなく「言葉」なのです。だって言葉は生きていて「命」が宿っているのですから。

鬱症状により、生きる気力さえ消え去り寝たきりの日々を過ごしていたある日のこと。

ふと夕方のほんの少しの時間に気分が楽になったことが有りました。台所に朝から置きっぱなしになっていた子供たちのお茶碗を洗ってみよう、そんな気持ちになりました。

すると昨日まで洗えなかったのが、洗えたのです。もう感動です。


それからです。何かをするときには、取り組む一つ一つに対しても「ありがとう。ありがとうございます」いつしか口癖になっていったのです。

だって出来なくなってしまったことが、また出来るようになったんですから、もう有難くて仕方がない。すると安定剤では得られない感覚、何となく心が軽い。


言葉の力を知っていたものの、正直なところ宗教くさいな、胡散臭いな…目に見えない力は信用できないとすら思っていた私が変わり始めたのでした。

「言霊」の偉大で重大な存在に気付いた瞬間だったのです。

②言葉の力で欝病の意味付けを変える

私が、これから御紹介する事は、だれかに心理教育を受けた訳でも無く、誰かに教えてもらった事でもありませんでした。病院の主治医でもなく。どこかのカウンセラーでもなく。看護学校でも習ったことでもありません。しかし気付いたのです。

「思考の書き換え」をしなければ、今の状況を脱出するのは不可能だ。抗不安薬や抗うつ薬によって一時的に回復しても、それって薬の効果が切れたら…。

…どうなるの？

「再発」は免れない。それは絶対に嫌だ。

私の身近な方、看護師として日々見続けて来た患者様の中では短期間に「欝病」から完全復活を果たした方は、ほとんどと言ってよい程に存在していなかったのです。

いや、いたのかもしれません。しかし残念な事に、その人の存在は知り得ませんでした。

だから当時そんな私は、こんな「思考」が有りました

「鬱は治らない」

これって…考えてみたら根拠はあるのか？　もしかしたら根拠の無いことを信じ過ぎて、私の思考は固まっていないか？
私が感じる「不安」って、現実の事？
実はまだ起きてもいない事に対しての不安なんじゃないの？
自分勝手に妄想を膨らませているだけの事じゃないの？

「これから、長い道のりになる事を覚悟した方がいいよ。普通は、そんなに簡単に治らないからね。だから皆が苦労しているんだよ。　欝病の人は、いつも寝てばっかりだから、いつまでたっても治らないんだよ。当たり前の事が出来ないなんて、辛いよね…」

当時、ある方に言われた言葉です。

落ちるところまで落ちてしまった私の姿に投げかけられた言葉。人生の敗北者の様だった。そんな言葉を聞きながら確かに悔しかった。ほんとうに。

でも一歩引いて「言葉の意味」を一生懸命考えていました。残された少ない思考回路で一生懸命に…。

鬱病の自分をやっと受け入れられるようになったとき、私の中で沸々と沸き起こってきた感情が有ります。

それは、世間で交わされている「言葉」に対しての疑問。まさしく、先ほどの私に言い放たれたその言葉に凝縮されていたのです。


「普通」って何？

「当たり前」って何？

「皆」って　誰の事？

「いつも」って　いつの事？….

分からなくなりました。全くといっていい程。

鬱病には「鬱病の波」が存在します。午前中起き上がれなくても、1時間程度は夕方になると少しだけ自分に戻れる時間があったのです。

そんな貴重な時間に私が取り組んだこと。「自分のいま有る思考」を書いてみました。

「鬱病は治らない・自分では治せない」と書きました。

根拠のないその言葉の、その思考の書き換えはこんな言葉に書きかえられたのです。

・鬱病は治らない人もいるが、治っている人も確実に存在する
・鬱病は数年の時間がかかっても治っている人も存在する
・鬱病を治すための情報は沢山ある
・鬱病になった原因やキッカケは自分で分かっている…等。

そう考える事で「鬱病がこのまま治らない」という事への執着がわずかではありましたが、軽くなったのです。

その先に、私が考えた答えはこれです。

・原因を取り除けば治るかもしれない
・症状も治療も人それぞれだから、周りの言葉に左右されなくてもいい
・もしかしたら周囲が予想しないミラクルが起きるかもしれない
・私は傷が出来たら治る自然治癒力が備わる一人の人間

…結論。

「欝病を　短期間で　自分自身の力で　治せる可能性は　ゼロでは無い！」


書きました。

スーパーの広告の裏紙に。それまで字を書く事が出来なかったのですが、こればかりはしっかりと書く事が出来たのです。少しだけ「執着」というものを手放すことが出来ました。

3人の子供の母親として、35歳の一人の人間として人生に変化を起こすと決めた瞬間。

「小さな決意」をした瞬間だったのです。


後に自分自身が心理学を学ぶにあたり沢山の本を読んでみたのですが、共感出来た本をご紹

介します。

ここで再度、心理療法家・断捨離アンバサダー　川畑のぶこ先生の言葉を紹介します。

『メンタル断捨離で心の換気！「怒り」をすっきり整理する』

自分で勝手に行っていた思考の書き換えワークや考え方が、説明されていた内容と似ていたので驚きました。川畑先生はこのように述べられています。


「考え方を変えることは人生で最も難しい取り組みです。仏教の教えでも執着ほど人間を苦しめるものは無く人間は健康よりも生命よりも、「考え方」に執着すると言われています。難しいところが難しいという事は不可能という事ではないという事を思い出してみてください。難しいけれど可能なのです。

状況や相手次第の、一定の考え方しかできないのでは無く自分次第で様々な選択肢の中から自分が信じたいことを信じることが出来ますし信じたいことを信じる権利が有ります。

他人軸や環境軸から、自分軸に戻すことを意識してみてください。

大事なのはそれが上手に出来るかどうかでは　有りません。自分はそれをしたいのだと意識してみてください」

その中に「考えを正すモルツビーの5つの質問」が有ります。

これに当時の私は無意識に当てはめていたのだと思います。のちに、川畑のぶこ先生が副理事長として在籍されているNPO法人サイモントン療法協会、そのプログラムに参加し学ぶ事になるわけですが…「執着」というものがどれだけ心を縛り付けているものだったのか、…改めて感じるのです。

鬱病とはホルモン不足で「そう思いたいのに　症状が足を引っ張る」という状況も確かに有りますよね。確かに感情のコントロールが出来ない位に、その大波にのまれてしまう時期が私にも有りました。

何度も言います。うつ状態の時には感情の波が有ります。気持ちが大波の時にはどうあがいても、浮き上がってこられず、ただただ命の確保をして静かに大波が過ぎ去るのを待つしかないのかもしれません。しかし、時間帯によっては落ち着くことも有りませんか。

その時に何を考えるのか。それがポイントです。

③信じる力

「言霊の力」そして「書き換えをする事の大切さ」を知ってしまってから私は、ふと思いました。

「言葉やとらえ方を変える事で、今のちっぽけな自分の人生が、どんなふうに変化していくものなのだろうか?」

いわば自分への「挑戦状」の様なもの。鬱病を克服して、人生を激変させてしまった人も、少なからずこの世にいる事は知っていました。

その人たちは口を揃えて言っている。

「鬱になってよかった」

どう考えてみても、私は到底言えない、そんなこと。どうしたらそんな言葉が出てくるのか？　案外軽い鬱だったんじゃないかな？

鬱病なんて嘘だったんじゃないかな？　作り話？

…薬だって、あんまり沢山飲んでいないし。


しかし考えてみてください。「薬が沢山処方されている」イコール「鬱病が治る」「早く治る」では無いのです。

むしろ逆かもしれませんね。沢山の薬を、処方されればされる程、何が症状で何が副作用なのか訳が分からなくなるからです。処方された薬の添付文章を一読ください。何かを気付きませんか？

鬱の症状と薬の副作用…よく見比べてみてください。


だから減薬するときにも、時間がかかる。何から減らしてよいのか、何が効いていて、何が効いていないのか…分からなくなる可能性がある。

何かを言えば言うほど主治医は顔を曇らせます。そして最後にこの一言。

「じゃ、入院しますか?」…。

とても、むなしくなりました。この間まで看護師であった自分。大好きで関わってきた看護・医療の世界。

家に帰ると、私は毎日毎日、生きる気力が無く横になり天井を見ていました。天井の小さな模様を数えたり、壁のしみが何にみえるのかな、とか…。

栓の抜けた止まらない涙をただただ、ガサガサになるまで拭き続けていた私。愛おしいはずの我が子を見ても「愛おしい」そんな感情も薄れていた私。しかし残されたもの。ただ一つ。

「これだけ」は神様が残していてくれたのです。それは…

「信じる力」

それだけ。それだけは確かに、この手に有ったのです。

「なら、信じるだけで、どれだけ人生が変わるのか自分の人生で試してみたい。だってこれ以上、落ちる事はない。いま自分がいるのは、これ以上に存在しないドン底だから」

根拠はありません。


あまりにも変わり果てた自分自身の姿を鏡で見た事があります。人間、究極のどん底まで行くと、案外フッと意外と笑ってしまえる。という事を知りました。

「わたし…バカだな。何やってんだろう」って。

しかし。這い上がりたかった。

当時の主治医から言われたのです。

生きる事を諦めるまでに追い詰められていた私の目を見て、ハッキリと主治医が言ったのです。

「あなたは絶対治ります」

「信じよう」、直感的に感じたのです。

というか何度も言いますが「信じる力」それしか残されている道が無かったから。

信じる事に「根拠」なんか探していたら、どれだけ時間があっても足りないのです。起こりえる可能性、出来るかもしれないわずかな可能性に懸けるしかなかった。考えました。

「いま、少なからず出来ている事があるじゃない。想像していた35歳の自分。もっとキラキラしていたはず。でも、今も自分。こんな状況でも、私に出来る事って一体…」

自分でお茶碗を洗ったり、自分で靴を並べる事も出来ているし。トイレへ行くのを決断するにも2時間だったのが30分くらいで決断する事も出来るようになったじゃない。

何をどう話をしてよいのかも分からず、言葉がモゴモゴして全く出てこなかった。それなのに言葉も少しずつ出るようになったじゃない。

ラジオのパーソナリティの方の笑い声が、ココロの奥に刺さりきく事が出来なかった。でも、少しはラジオから聞こえてくる話にも耳を傾ける事が出来るようになったじゃない。テレビはまだ無理だけどね。

天井しか見る事が出来なかったのに、いま、私はこの足で歩いている。確かに昔と比べたら程遠い。確実に程遠い。でも確実に私は回復しているじゃない。

「私は回復しつつあるんだ」

そう信じました。信じることは疑いがない事。物事に対して疑いが消えると、そこに起こる出来事の意味を考える癖が出来てきました。

「なんのために?」

何かの意味があって、このキツイ状況であるなら「どんな意味があるのか」。というよりも、「自分に意味があって起こっている」と信じたかったのです。

「失敗したらどうしよう…」

その考えだけで既に悪循環への道を歩んでいるのです。失敗している自分自身の姿を、想像すると同時に、その道へ足を踏み入れてしまっている。だからこう言葉にしてみてください。

「うまくいったら　どうしよう…」

ほら。もう、あなたの目線や思考は、希望の道を見ているのでは無いでしょうか？

④感謝の言霊と行動する力

これまで述べてきた「大切な事」が腑に落ちれば、次に起こる事。それは「行動」です。

結局鬱病には「散歩が良い」とかいろいろ言われていますが、周囲の人間が「心配だから早く治したい、治ってほしい」そう思って当人を無理にグイグイ外へ連れ出すことは、状況によっては「ストレス」以外の何物でもなくなるのです。逆に悪化する可能性も。

「外へ出たい」その意欲を引き出すためには、まず家の中で出来る事を探します。

何も出来ない事は無いのです。何か出来る事が必ずあります。その出来る事って…。


「出来た事探し」

これはおススメです。私が当時、考えていた「出来た事探し」はこれです。

・今日は、自分で子供のコップが洗えた。
・今日は、ご飯を自分で炊く事が出来た。
・今日は、子供とイライラせず話をすることが出来た。
・今日は、散歩が5分から10分に伸びた。
・今日は…。

確実に先月よりも出来るようになったこと。先週よりも出来るようになったことがあったのです。出来なくなってしまったことは数限りなくあります。

しかし、無い無い探しを「あるある探し」へ変えてみました。

「探す」という目標が出来たのです。

私はある日気付きました。言葉のクセを。誰かに何かをしてもらった時、なにか教えてもらった時とか、自然と口から出てきた言葉は

「あ、すみません」

その言葉を発している時、あなたはどんな表情をしているのか？　どんな姿勢になっているのか？　どんな目線になっているのか？　客観的に見た事はありますか？

眉間にシワが寄っていませんでした？

少し肩が内側に寄っていませんでしたか？

目線は上を向いていませんでしたよね？

「有難うございます」

さあ、あなたらしく発してみましょうか。

目はどんな目？

口角は？

声のトーンは？

お腹に、しっかり力が入っていませんでしたか？

もうそれだけで歴然と違いがある事、気が付きませんか？


言葉一つ。たったその一言。それだけで人間とは目の輝きから姿勢まで変化するのです。

だから言葉は生きている。

だったら…どうするのか？　もうお分かりですね。

「有難う」それを口にだす練習をしてみましょう。

日々、リハビリを兼ねていた家事。

家の柱を拭きながら「今日も家族を雨風から守ってくれて有難う」
靴ならべをしながら「今日も家族の足を怪我から守ってくれて有難う」
お茶椀を洗いながら「今日も家族をお腹いっぱいにしてくれて有難う」

一作目の「あなたのうつ　絶対克服できます！」の読者からは、「簡単に治ったのですね」と言われることも有ります。しかし、こういった事の積み重ねだったのです。

主治医が私に言いました。

「この病気は、薄皮をそっと　そっとはがすように回復するのです。だから一歩一歩。焦る必要はありません」

薄皮　薄皮　今日も薄皮が1枚はがれたんだな。当時、まだまだ対人恐怖症が残っていた私は、光を浴びずに家のなかで一人で出来る事を探してこの結果に至りました。

日常生活の全てが、うつ病克服のためのリハビリだったのです。

ストレスいっぱいで不満だらけで過ごしていた私。そこから出る言葉も愚痴が多かった私。

鬱病をきっかけに「言葉の使い方」を身をもって学んだのです。

その絶対法則は鬱克服後の看護師復帰、起業、出版、人脈、今の活動に至るまで全てにおいて絶対法則になっていきました。

これは私が特別だからでは有りません。誰にでも生まれながらに備わっている力。
ただ使い方が分かっていないだけなのかも。
信じて進むと、必要な時期に、必要な形になって、必要な情報とともに現れます。
現れると信じます。疑う気持ちからは何も生まれないのですから。
その大切な事を学ぶ事になったのは「欝病」のおかげ。
欝病に感謝しています。
…ありがとう。

それぞれの未来へ
の章

それぞれの未来へ

本書で症例として挙げた4人の方々。それぞれ鬱療養歴、生活環境も年齢も地域も、内服も病院も主治医も、すべて違います。そこには個性があり一遍通りのマニュアルなんか通用しない世界でした。

しかし、私が個別性を重要視しながらも、「ポイント」としてお伝えしてきた内容は結局、同じことだったのです。

今回原稿の中には書ききれなかった小さな事が沢山ありますが、個人情報を守るためにポイントのみとして書かせていただきました。

さて、4名の方のその後。お話をしていきますね。

まず子育てママのAさん。

Aさんは友人をうつ自殺によって失っていた事、それによって多大な悲しみを抱えてしまった友人家族、信じてうけていたはずの治療によって失った大きなもの、それらを肌で感じていた事から「うつ病」＝「悪の根源」だという認識がありました。

もちろん鬱は脳の病気であり、物理的な病気の症状によって、その意識は引き起こされているので意識改革は難しいのですが、そこをいかに「恩恵」と認識させるかで欝病克服のスピードが決まるといっても過言ではありません。

そのアプローチがAさんへ伝わったことでAさんは　初回カウンセリングの4カ月後の6月、主治医より「今日で治療は終了しましょうね」というお墨付きの言葉と共に治療を終了することとなりました。

子育てをしながら療養することは本当に大変な事です。

自分自身の治療と同時に、お構いなしに関わって来る子供達。愛情がいちばん必要な時期に十分に愛情をもって向き合えない自分自身に対して強烈に「悔しい」という想いがあった彼女。

しっかり抱きしめて一緒に眠りたい、一緒にお外で遊んであげたい、学校行事も行ってあげたい、心からの笑顔で向き合いたい…。

「悔しい」と同時に沸き起こってきた強烈な感情。それは、「子供達のために、絶対克服したいんだ！」というココロからの叫びだったのです。

この原稿を作成するにあたり彼女と再会しました。私立校に通学する息子も学校に慣れてきた様で、友人を沢山家に連れてきてくれるそうです。

両親含めて家族みんなが改めて結束できた、鬱病によって考えるチャンスをいただいたのだと、彼女は大きな瞳と穏やかな口調で笑っていました。

そして熊本地震後、偶然にも他人の自殺現場を目にしてしまったAさん。その自殺で亡くなられた方も、地震がきっかけなのかどうか分かりませんが苦渋の選択だったのでしょう。

どうしてこんなに辛い光景ばかり自分には降りかかってくるのか…自問自答のなかでも私はタイムリーにAさんを支えました。

しかし彼女は気付くのです。地震が起きなければきっと引きこもったままだった、と。大きな余震も容赦なくAさん宅を襲います。命がけで避難したそうですが、彼女は自宅マンションの十数階まで何往復も走りました。子供達へ何か食べる物を取りにいかなければ…水もない。

薬も無い。もうその時点で、既に鬱症状が消え一人の母親として子供たちを命がけで守る姿へ変わり始めていたのでした。

今回、自殺現場を見てしまったことは私自身としても正直なとこ、想定外の出来事でしたが「みな　生きる」「みな　いつか死ぬ」事をAさんは実感されたようです。

それならば…「いちどの人生　自分は　どう在りたいのか」。

「地震の恩恵」「鬱の恩恵」しっかり自分自身と向き合われた結果が、たったの4か月で生まれ変わることに繋がったのだと思います。

今回のカウンセリングを通して、

「母親」の無償で無条件の愛情は、命がけで愛おしいわが子を守る力になり、どんな困難にも立ち向かえる力になるのだと…。

Aさん家族と関わった4か月で深く感じる事が出来ました。

Aさんから生の声メッセージは「後生川礼子　YouTube」を検索してみてください。

●Aさんから読者の方へメッセージを頂いております。（直筆手紙はＨＰにて掲載）

私は、うつ真っ最中の時、思考低下していたにも関わらず「絶対治したい！　絶対治してみせる！」と強く思えた時が有りました。

それは授業参観の時でした。授業の様子をただ見るだけ…それだけの事なのに胸がドキドキして得体のしれない不安が襲ってきて、怖くて、いてもたってもいられなくなるのです。

なんでこんな事が出来ないんだ！　と悔しくて情けなくて子供にも申し訳なくて、沢山泣きました。しかし、悔しさをバネにこの時に「絶対治す」と決心しました。

病院の薬で身体の症状を、礼子さんのカウンセリングで心の症状を治していくイメージで治療に臨みました。薬を飲んだからと言って直ぐに症状がなくなるわけではなく、頭と体が動かず山積みの洗濯物やキッチンにたまった洗い物を片付けるのにも、とても労力を使いました。

毎日の食事は簡単な鍋物、卵焼き、野菜炒めを小学生の長女に手伝ってもらいながら、何とか作っていましたし、それでも出来ない時には実家の母親に来てもらい手伝ってもらいました。

主人も洗い物を片付けてくれたり、子供達の学校行事など手伝ってくれました。

子供達、主人、両親に手伝ってもらい、迷惑をかけながら申し訳ない気持ちでいっぱいでしたが、薬を飲みながら礼子さんに教えてもらったことを毎日実践したのです。

感謝すること、身体を温める、生姜紅茶を飲む、本を読む、散歩する。ふくらはぎをマッサージする…。

これらの事は薬が不要になった今でも続けています。薬に依存せず健康な身体の作り方、強い気持ちの持ち方を礼子さんに沢山、たくさん教えてもらいました。

今、うつの辛い症状で真っ暗闇にいても、あきらめないでください。

大切な人の為、自分の為、絶対治すぞ！　と決心したら少しづつ楽になってきて、きっと明るくなってきます。絶対治ると信じて、やれることを少しずつやってみてください。それがリハビリになって頭と身体が動いてきます。

そして大切な人と、心から笑い合える日が必ずきます。

……………………………………………………………………………………………………

大学に復学し先生になることが夢だと話していたBさん。
Bさんは　平成28年4月。薬を一切服用しない状態で大学へ復学したのです。
復学した学年は大学4年生。周囲は卒業論文や実習準備。
大学の中でも忙しくなる1年間。その環境にBさんが安心して　飛び込めたのは、

「大丈夫　大丈夫…」

「その時はそのとき考えたらいいよ」と何があっても味方であり続けた家族や大切な人の存在、そして快く受けいれサポートしてくれる大学、そして「絶対大丈夫だよ」「これは治る病気」と言い続けた私の存在に気付けたからだと、彼女は満面の表情で笑っていました。
「どうせ　自分の気持ちなんか…」と悲観的だった思考が「受け取り方」を変える事で周囲のサポートを「有難い」と「感謝」の気持ちで向き合えるようになったのです。

起こる全ての意味ある出来事に「感謝」
「あー今日もゆっくり眠れた」生きて起きられたことに対し感謝。

「おいしいね」って　ご飯が食べられることに感謝。
運動靴を履いて外へ出られることに感謝。
太陽のエネルギーを身体中で浴びられることに感謝。
そばに甘えられる存在がある事に感謝。

歩いてどこまでも　どこまでも未来へ進める　この2本の足に感謝。
あらゆる世界が見える　この2つの目に感謝。
沢山の人の声に耳を傾けられる　聴こえる2つの耳に感謝。
自分の想いを言葉に出来る　この口に感謝。
誰かを抱きしめられる　この2本の手に…　感謝。

休学中の数年間は「どうして学校へいけないのか」納得できずに悲観的思考が離れなかったようでした。そんな彼女に言いました。
「Bさんの人生の中で、こんなに休むってことは、この先ないよ。君は必ず学校へ戻れる。だからせっかくなら、この有り余った時間に好きなことやってごらん」

「学校を休む」イコール「悪い事」という固まった思考は切り替わりました。そして私と約束したカウンセリング日に見せ続けてくれた紙が有ります。

「今週出来た事リスト」

病気によって失ったことは確かにあります。でも確実に出来るようになった事や、何気ない気付きは有るはず。

だから「先週よりこれが出来た」「こんな言葉かけてもらえてうれしかった」…カウンセリングを続ける中、彼女が綴る文章の変化を私も感じていました。当初は「あれが出来ない、これも出来ていない」という内容が「出来た事」次第に「やりたい事」そして「未来の自分」へ文章が変化してきたのです。書くことで自分自身の隠れていた感覚や心を整理できたのでした。

カウンセリングとは言葉だけに心が表現されるのではありません。表現された「筆跡」「文字の大きさ」「文面」「筆圧」をみるだけでも判断できますし、エネルギー量を感じるのです。

鬱には波が有りますが、自分自身が書き残した文字に「いやいや…きついのは今だけ。きっとまた自分は這い上がれるんだ」と過去の自分に励まされることも出来るのです。

そして、そんな自分を信じられる様になり、きつくて起きられない日だって「朝は起きるべき」の「べき」、その固定観念を取り払い「起きれるときに起きたらいいいや」と徐々に自分を許せるようになってきます。


私は事情により「入院する」という選択をしませんでしたが、彼女の様に、入院したことで今までフル回転してきた頭をクールダウンできたことは、のちに回復していくためのエネルギー補給の大切な時間になったようです。

「入院しておいてよかった。自分だけの事を考えられる安心できる環境で、無になれる大切な時間だった」と彼女は笑顔で言いました。


私も試行錯誤ながらも克服に向けて取り組む前には、引きこもり、寝たきりになりましたが、体力を温存して、そこからの復活劇を果たすために必要で必然な時間だったと思っています。

あの時間が無ければ、取り組むエネルギーが不足していたかもしれません。休学をする、入院する、引きこもる…その時にあった休み方も、全て意味が有ることなのですね。

その後、彼女は、自分の体験をもとに困っている方を助けたい、そして学校という場所を、もっと幸せな環境へ変えていきたいと一歩踏み出しました。子供たちが安心して学校へ来られる、笑顔になれるような学校を作りたい。そんな心の優しい彼女が「うつ病」というつらい時間を過ごしました。

この原稿作成時、実習中だったBさん。その子供達へ向けて行う実習授業は、まさしく命の授業。彼女が嬉しそうに手振り身振りで報告してくれる姿に私はまた涙が出てきました。

ほんの数か月前まで生きる希望すら消えかかっていた彼女。彼女を取り巻く周囲の人々も、真っすぐな瞳と、その生きざまに勇気をもらった人は計り知れないと感じています。

そうやって幸せの連鎖が広がっていくのです。

あの、どん底からたったの2か月で這い上がった熱いエネルギーは今、まさに「無限大の可能性の未来」へ進み始めています。

カウンセリングの最後の日。はっきりと彼女は　私に言いました。

「鬱にならなければ　我欲に走っていたかもしれない。自分さえ良ければって…。

欝の時間は確かに苦しかった。でも教科書では学べない人生勉強を沢山たくさん体で感じることが出来た。

だから…

欝病に　なって…　本当に良かった。心から感謝します」

●2か月で克服した平成28年4月時点でBさんよりいただいたお手紙をご紹介いたします。

後生川礼子さん
第二の人生の始まりだね！　Bちゃんは絶対なおる。元気になるんだよ！
と、私の手を取って何かを確信したように私に伝えてくださったのは、今年2016年1月でした。そして今日復学します！（今日は　登校初日です！）
礼子さんにお逢いできていなかったら、いまの私はいないと思います。こんなにも未来の事を考えるようになるなんて、あの時、きつかった時のことを思うと信じられません。
礼子さんにお逢いするまで…私は精神科に通院して約2年、抗鬱薬と安定剤、眠剤を飲んで過ごす毎日でした。私は普通の大学生でした。しかしその普通は、あっという間にガタガタと崩れていきました。
何もしたくない、外へ出たくない、身体が痛い、眠れない、文字が読めない…といった様々な身体からのSOSが発信され、学校に行けなくなり病院から診断書をもらって休学届を出しました。

「普通でいいのに…」

普通に生活したいのに…どうして?。と毎日真っ暗な中にいました。足元真っ暗で、せめて、せめて少しだけのあかりをください。でも真っ暗なトンネルは果てしなく続いている様で、もういっそ消えてしまいたい、でも消える元気もないから、神様消してください…とまで思っていました。でも、あの時の自分に出逢えるならこう言いたい。

「もう少しだけ　生きてみて。礼子さんという素敵な方に出逢えるから。大丈夫だから」

そして２０１５年12月、母の勧めで礼子さんの本、

「あなたのうつ絶対克服できます！」

に出逢いました。母に勧められたその日に、本屋に駆け込み手にしました。

文字を読むことが出来なかった私が１日でその本を読んでしまいました。心にスーっと入ってくる文章に感動して、この方に是非お逢いしたい！　という希望が出来ました。

ご縁があって礼子さんに出逢えたこと、本当に感謝しています。

うつ病は私に沢山の事を教えてくれました。そして未来はキラキラした出逢いと出来事で溢れているんだと、教えてくれました。

礼子さんのカウンセリングを受けて身体を温める事の大切さ、薬はうつを治してくれない、うつは自分の生き方を見直すチャンスなんだ、生きていてもいいんだ。

自分なら出来る！

という大切なことに気付き、感じることが出来ました。入院中に飲んでいたお薬は今、現在服用していません。


今日から学校へ行きます。そして1年後、卒業式で礼子さんと家族と大切な人たちと写真を撮ります。きっと未来は明るいと信じています。

礼子さん、卒業式　楽しみにしていてください。

心から礼子さんに出逢えたご縁、家族、支えてくださる沢山の方に感謝します。

有難うございます。

ほんとうに有難うございます。

※こちらの直筆お手紙は「ホームページ　お客様の声」に掲載させていただいてます。
一歩進みだしたBさんからの生の声メッセージも。

彼女の力強い言葉、お聴きください。


「後生川礼子　YouTube」検索を。

Cさんからご相談頂いたのは平成28年1月。彼女は、生きる気力、自分の生きる価値を見いだせず何もかもが信じられない世界にいました。

薬も何錠も服用し、それでも落ち着かないときには屯服も。

しかしながら安定すれば減薬になってくるのです。減薬と同時に再度振り出しに戻ることは避けるため彼女の主治医も熱心に関わってくださいました。納得いく最大限の対応をしてくださったとCさんから聞きました。ほんとうに心強い医師だった様です。

はじめから「鬱と共存する生き方」を彼女は望んではいませんでした。

Cさんが、なりたい本当の姿は…。

「新たな自分を発見し　生きたい生き方を　自分で選択ができる」

彼女には「信念の書きかえ」と同時に　冒頭から何度もお伝えしているように「生活習慣」「言葉」を変え、続けることで習慣化。身体から変化するための心理教育やカウンセリングでサポートをしました。

つらい時には、眠り方を忘れて徘徊し、そのまま朝を迎える事もありました。最愛の家族にも「死にたい」そう悲しい言葉を投げつけた事も…

同年8月現在の彼女は維持量程度の抗鬱薬のみしか服用していません。断薬まであとわずか。睡眠薬が無くても朝までぐっすり。家事育児も楽しくこなし、あらゆる事に「感謝」の気持ちをもってすすむ生き方へ変化しました。生き方が変わると出逢う人や取り巻く環境も変わってきます。

環境や人間関係が変化すると、結果的には、人生をも変化してくるのです。

もうゴールは目前、今年のクリスマス時期には心からの笑顔でキラキラしている彼女の姿が私にはもう見えています。

これまでの医療職での経験　学びももちろん彼女の資源。自分の体験を通しての克服テクニックも貴重な財産。

婦人科医療を専門的に経験した彼女自身もまた違った視点から鬱病から抜け出せない方々のサポートをしていきたい。そう力強く決意を私に伝えてくれました。

信頼できる主治医の「もう来なくていいからね」と、大きな太鼓判が押される日を楽しみにしながら、彼女は平成28年の12月静岡県で起業します。自分の生かされてる使命を果たしたい、と看護師も退職。これまでCさんとさせていただいた彼女の名は…


「田代　悦子さん」


私はこれまでメールだけで彼女をサポートしてきましたが平成28年初夏。東京都内で初めて田代悦子さんとお逢いしました。

熊本と静岡。その距離というものは一切存在しません。

心を救うのはココロだからです。

彼女自身、名前を公表することに一点の曇りも無かったようです。なぜなら看護師を目指した時の様に、そこには病気に悩む誰かのために、日本の社会のために自分が出来ることが、きっと有るはず！　という強い信念が有りました。

そこには、私と悦子さんが目指した「ナイチンゲール精神」が有ったのです。

彼女の心強い言葉に潔さを感じました。

お洒落をして、初夏の東京都内で食事をしながらお腹を抱えて笑っていた私達に、周囲の誰も気付く事は無かったでしょう。


一度は生きる事さえあきらめかけた人間だとは…。

笑顔の裏にあったのは、まさしくドン底から共に這い上がった人間同士の「人間愛」だったのです。

●今回　田代悦子さんから読者の皆様へメッセージを頂いております。

はじめまして。静岡県に在住しております、田代悦子です。実名にて登場させていただきましたこと、後生川礼子さんに心より感謝申し上げます。

今回第2作目の嬉しいお知らせを頂き礼子さんに実名登場をお願いしました。ためらいは全くありませんでした。私のリアルな症例が、ひとりでも多くの方々の「克服へのきっかけ」となりますように、強く願っているからです。

うつ病を発症し、生きる意味を失いかけたその時…1冊の本が私を導いてくれました。そうです、皆さまご存知の「あなたのうつ　絶対克服できます！」の著者、後生川礼子。


くすぶっていた魂が動いた瞬間でした。礼子さんのカウンセリング開始から10か月…。

自己否定の塊、鉄の鎧でがんじがらめだった私の心は、まるで魔法に包まれたかのように、ゆっくりゆっくりほぐれていきました。

礼子さんはありのままの「私」を理解し、受け入れてくれました。そして日々、生きるための道しるべを灯し続けてくれました。


平成28年4月の熊本地震…。被災者として極限状態で生きているにも関わらず「私の大切なクライアントだけん!!」と、絶やさず連絡をくれた礼子さん。こんなにも慈しみ、愛情溢れる女性に出逢えたご縁、絶対に無駄にしたくない。「うつ病に負けない！　絶対克服する！　私の使命を全うする！」鮮明に描きました。再発の兆候も微塵も残さない「完全克服」へのゴールを。

誰しも病気を患うと、健康の有難さに感謝することでしょう。しかし、うつ病は健康で有りたい願望すら奪い去っていきます。そして明らかに目に映る病ではない為、共感理解が得られがたい病…。私もうつ病患者として、その苦しみを身をもって経験しました。ストレスフルで生きづらいこの世の中、うつ病は増加の一途をたどり、更なる生きづらさを生み出している現状。もし、その現状から脱却出来るとしたら…。

克服というステージに向かいながら登る階段、そこから新しい景色が見えるとしたら…。どんな世界か、ワクワクしませんか？　その景色を次に見るのが、あなたで有りますように。

新たな人生のストーリーを無限大に脚本出来るのは…ほかの誰でもない、あなた自身です。私はいま、うつ病の苦しみから解かれ、心穏やかに、この文章を綴っています。

支えてくれた愛する家族、親友、沢山の方々、そして後生川礼子さんに感謝の気持ちを込めて…。私も身をもって証明します。

「うつ病は克服できる！」

大丈夫、だいじょうぶです…。

さて最後に、7年間のうつを乗り越えつつあるDさん。

内服はごくわずかながら減薬となり、服用している事を忘れてしまう位の安定した精神状態になりました。

そして長すぎた引きこもり状態の欝のトンネルを抜けた事はDさんは、母親からの無限の愛情を感じることが出来るようになり、毎日仏壇に手を合わせることが日課になりました。

「幸せ」「生かされている事に感謝」と心から感じられるようになり、見るもの全てが色のあるキラキラした世界へ変化して行ったといいます。

病院の窓の外をながめても全てがグレー一色。風の気持ちよさも感じられなかった。

「欝病の自分なんて…」「どうせ無理だ」そう諦めていた就職活動。

しかしトンネルを抜け出した後は「自分自身を信じる力」が備わりました。暗い部屋から抜け出したDさんには、実は夢が有りました。

多くの笑顔や人が集まる場所で働きたいという大きな夢。


さて、現在のDさん。就職内定しました。

そこにあるのはネットコミュニティーではなくリアルタイムな人と人との繋がり、関わり、そして笑顔。

「笑える」「人と話せる」「楽しい」「ご飯が美味しい」「気持ちの良い仕事の疲労感」。整えられた自律神経のバランスは夜になると自然な「睡眠」へと誘導してくれます。


自分の可能性を見出すことが出来たDさんは今日も　お客様へ笑顔で接しながら充実した第二の人生を謳歌中です。口癖も変わりました。


「あ。すみません」

それが前を向いて「有難うございます」と。

何事もリハビリ　リハビリ。有難い。

そして、Dさんが長年苦しんでいた不眠というものは、病気そのものが原因でもありますが、生活習慣の改善、特に「睡眠環境を整える事」の恩恵はあまりにも大きかったのでした。

うつ病の症状があるのは原因があるから結果が起こっているだけのこと。

それを一時しのぎの精神薬で7年間対処しただけでは、根本的解決に至らなかったのは当然の事だったのです。

カウンセリング開始当初、両手の振戦が認められていたDさん。本人も気にしていて誰かと話すときにトラウマになっていた様子。

8月時点ではほとんど症状が消え、大きな手振り身振りで嬉しそうに私に話をしてくださる、その笑顔は本当に生き生きとして見えます。

※Dさんのカウンセリング効果と生の声。「後生川礼子　YouTube」にて検索を。

私からみて考える医療との向き合い方の章

私からみて考える 医療との向き合い方

「信頼できる」医師を見つける

鬱症状で思考判断力が低下している時には正直なところ医師から言われていることが理解できないときもありますよね。

負の感情は10倍20倍に心にグサリ…と突き刺さるときもあり、医師の一言一句にとても敏感になります。逆に、医師の一言に「治るかも!」と勇気をもらえることもあるのです。

うつ病は励まし厳禁と教わりましたが、時期によっては励まされることで希望を感じることが有ったのは事実。私はクライアントさんに対しても、症状や状況をみて励ましています。

結果的に克服していかれた方の話を聴いてみても「励まし厳禁」は「絶対」ではなく臨機応変に試みるべきだと感じるのです。かける言葉とタイミングの見極は非常に大切ですが…。

まずはあなたが「信頼できる」医師を見つけることが重要です。よほどの過疎地でない限り医師は沢山いますし患者側が医師や病院を選ぶことも出来る時代です。もし選べない環境であるならば医師との向き合い方がポイント。

本当にあなたを治したいと思っている医師ならば必ず目を見て、話を聴いてくれますし、心を専門的に扱う精神科医なら上手にコミュニケーションを図り向き合ってくれます。

また、鬱症状がきつく、短時間に医師へ言いたいことを伝えられる自信がない方には「メモ」をお勧めしています。私も初診（3件目の病院）は言葉にすることが出来ずに隣で夫や母が医師と話をしてくれました。

伝えたいことも言えないまま帰宅すると、異常な自己嫌悪に陥ることが有りました。

「あれ、先生に聞くの忘れた」

「これ言うの忘れた」…

そこに執着というものが始まって悪循環に陥ることも。

なので箇条書きでもいいです。

「今日は、これを先生に言っておきたい、確認しておきたい」

メモすることはいかがでしょうか？　そして納得できない部分は医師へハッキリ確認してよいと思います。医師も1日に何十人もの患者様と向き合っています。一人ひとりのすべてを把握できているわけではありません。なので、思うところが有るときには、メモや言葉として伝えてみましょう。

前作でも記載しましたが、うつ病克服ポイントの一つは「医師との信頼関係」です。そして「信じて服用することが出来るかどうか」。私が3件目で処方された薬は2件目の病院で処方された薬もありました。

それなのに効果が歴然と違いを見せた要因の一つ。それは

「信じていたかどうか」

薬に関しても偽薬があるくらい、心の有りようで効果に違いが見られます。

うつ病は医師との関係性も重要ですが医師は決められた診察時間内にあなたの全てを満たすことは不可能かもしれません。看護師さんも忙しくしています。

なので、あなたが信頼してじっくりと話が出来る人、専門的なカウンセラーなど、トータルであなたをサポートしてくれる体制を整えることも鬱克服には大切です。子育てママさんなら、尚更かもしれません。


こうしたいんだ！　って、あなたのSOSを待っている人が必ずいます。だからね、決して一人ですべてを抱え込まなくってていいのです。


さて、これもあなたへ伝えておきたいのです。医療サービスに頼ることも必要ですが、あなた自身も学ぶ必要があるのです。

医療現場の実態を少なからず知っている私は、様々な信念を持っている医師、そして医師達の素晴らしい著書に出逢ってきました。医師も看護師も、人間なので仕事に対しての使命感や信念はそれぞれ。そんな中、こんな興味深い著書に出逢いました。

『うつの常識　じつは非常識』（井原裕医師著）
―日本で最も薬を出さない精神科医が説く　うつ病最新対処法―

ご興味ある方、ぜひ一読ください。

井原医師は著書第5章「患者よ、うつと戦え！」の冒頭に、このように述べておられます。

―「うつ病」の患者さんは恐怖におののいています。そのわりに、医師からは抗うつ薬だけしか与えられず、「あせらないで、じっくりと」以外には、なんらアドバイスをもらうこともありません。

結果として、患者さんたちは、いつまでたっても治らず、ただ「うつ」に圧倒され、むなしく日々を送ります。その中には、年々衰え、社会人として、あるいは、人間として、生きていく可能性を失っていくような人もいるのです。

このようになっても精神科医は何もしてくれません。何も言ってくれません。

慎重というよりも、もはや優柔不断であり、とにかく勇気づけてくれるような一言だってありません。患者として「うつ」とどう向き合っていけばいいのか、家族として「うつ」の患者にどう対処すればいいのか、まったく教えてもらえません。

いったい、どうなっているのでしょうか。
私は精神科医のこうした「患者よ、うつと闘うな」式の敗北主義こそが「うつ」からの回復を妨げているように思います。簡単に治る「うつ」を「難治性うつ病」に仕立て上げてしまっているようにさえ感じます。――

元重度のうつ病患者から、たったの8か月で健康で健全に戻れた私がご紹介した方法は、その時の「精神科医療に対してのあらゆる疑問」「看護師の役割としての疑問」から始まった命がけの試行錯誤のうえたどり着いた結果でした。

井原医師はこのようにも述べておられます

――「患者よ、〝うつ〟と闘うな。ただ薬を飲め」式の治療ばかりが幅をきかせている理由のひとつに「激励禁忌神話」というものがあります。つまり「うつ病」の患者さんを励ましたり奮い立たせたりすることは症状を悪化させる、ということです。
精神科医の間では、かつて「うつ病」の患者さんを激励してはいけない、という都市伝説がありました。それを何の根拠もないのに精神科医は信じてきていました。

それどころか、医師国家試験では「うつ病には激励は禁忌である」として出題していました。

とくにこの問題は、「禁忌肢問題」といって誤答が合否に直接影響する重要問題としてランクされていました。「間違えば落とされる」と聞けば、国家試験受験生たちはもはや疑問を持ちようがありません。皆、「うつ」と聞けば、「激励禁忌」と答えるワンパターンを徹底的に叩き込まれます。その結果、「〝うつ〟＝激励禁忌」と記憶した者だけが晴れて医師国家試験に合格することになります。—


私にとって、どちらかというと精神看護学は、解剖生理などに比べて比較的楽に学べる教科であり、試験も楽で深くは学ばなかったように感じます（私個人的にはですね）。

そしてまさに私が受けた10年以上前の看護師国家試験でも「激励禁忌」に丸を付けると、その問題は正解になった訳なのです。

その為、精神科医療現場で働きながらも、うつ病患者様の看護を行う上で励ましに似た言葉は一切使うことはありませんでした。

いざ自分自身が患者となり受診するようになって、ふと感じたのです。

適切なタイミングと、信頼のおける人から言われた励ましには、確かに小さな「生きる希望」を感じたのです。

その言葉に自分自身が存在する価値を見出せましたし、鬱病の陰に隠れさっていた本来の「礼子」を取り戻せるきっかけになったのです。

「絶対に治したい」という心の声

一生懸命考えて生き抜いている方に対して「もっともっと…そうもっと頑張れ」といっても当人としては「これ以上、どう頑張れっていうの？」そんな悲観的な感情に陥る場合も確かに有ります。

なので、ここは感覚的にしか申し上げられませんが、本人の表情や口調や、出てくる言葉によって励ます「タイミング」というものを判断し、効果的な言葉で伝えることが出来たなら、きっと難治性うつ病と言われている方々にも第2の人生の一歩の後押しが出来る、そう私は考えます。

今回症例としてご紹介した事例は事実であり、私のクライアントさんの、ほんのいち部分の方々です。

でもこの方たちの這い上ってくる過程の生き様と、輝く人生のターニングポイントを、しっかりと見届ける事が出来ました。

常識的に思われていた「激励禁忌神話」を覆す結果になったと思わずにはいられないのです。


「絶対に治したい」


そのシンプルな理屈じゃない心の声こそが「うつ病克服」に大切なのです。傾聴だけではなく、必要なのは心理教育なのではないでしょうか。

傾けるのは、表面上の口から出てくる言葉、聴こえる言葉ではなく、心の声なのではないのでしょうか。

もちろん心の声を引き出すには根本的に「信頼関係」が無いと成しえません。

強い医療不信があったものの4か月で完全復活を果たした主婦のAさん。彼女は自分自身の治療に関して自分で責任を持ちたいという信念が有り「薬は最低限にしてほしい」と主治医に伝えることが出来ました。私が説明したようにはじめはメモ紙から始まりました。

熱心に関わってくださった主治医が彼女の生き方を尊重して下さったことで、安心して医療を受けることが出来たと、言います。「信頼関係」はどんな薬にも勝るものだと思います。

それが、結果的に4か月という短期間で克服できた結果だと私は考えています。

「信頼関係」を作るには、まずは目を見て話す。医師も診察中パソコンばかり見ていてはいけないのです。患者も先生から治してもらおう、と他力本願ではいけないのです。

この本を手に取ったあなたは、もう昨日までの自分じゃないのです。

今のあなたが出来ることからでいい、まず一歩踏みだすのです。

もし、この瞬間に一歩踏み出す覚悟を決めた方がいるのなら、熊本から、あなたへ精一杯の「励ましのエール」を送りたいです。

熊本地震では、私の住む熊本市内も大きな被害が有りました。

誰があの強さの象徴である熊本城が崩れると想像したでしょうか
誰があの雄大な阿蘇大橋が崩落すると想像したでしょうか
誰があんなに…

医療だけに頼る生き方だけで人生を満たしているなら、このような自然災害が目の前に起きてしまった時にはどうすることも出来ません。人間は大自然に癒されながらも、その大自然の脅威には成す術はないのです。

そんな時に安定剤が無い、鬱の薬がない、それだけで不安が増大してしまう方もいました。手元にない、という事だけが原因で。

なので、やはり人生設計の中では「自分の健康は自分で守る方法」を考えていかなくてはなりません。

井原医師は著書でこう述べていらっしゃいます

―そもそも、精神医学の教科書が役に立たないのは治療の優先順位について書かれていないからです。どの抗うつ薬を選ぶかなど実は、どうでもいい問題であり、その前にしなくてはならないことが沢山有ります。

鬱病の患者さんには、まず生活習慣上の問題点が有ります。（中略）

今日の精神科医は生活習慣をモニターし適切な療養指導を行いながら薬剤を投与するという習慣が全くないのです。生活習慣には一切顧みず、いかなる療養指導もせず、ただ黙って薬を出し続けます。そして次回の外来で良くなっていなければ増量、もしくは変更する。これを繰り返すだけなのです。

不健康で荒れた生活を送っている患者さんは、薬物を受け入れる状態が整っていません。当然、そこで薬剤投与しても本来の効果を発揮してくれません。そして、そのような状態のままで抗うつ薬を入れ替えても、あるいはそこに炭酸リチウムのような増強作用の薬剤を追加しても、しょせん焼け石に水なのです。―

私も講演会で必ずお伝えしていることは「うつ病は生活習慣病である」という事。

なぜなら生活習慣が引き起こした病気だからです。原因があって結果が起こっているだけの事。ならば、まず原因となることを改善していくことで、克服スピードがアップしてきます。

頓服に頼ることよりも、安定につながる何かを見つけ出すことが患者自身も必要になってきます。日々のカウンセリングの中で私がお伝えしていることは、そこです。


ある人は、裁縫でした。ある人は鉢植えでした。ある人は、とある歌手の声でした。そして私自身は「本」でした。辛い時期を思い出すような不要な物、不必要な人間関係は断捨離し、安定剤に代わるものを、あなたが生活する環境の中にちりばめることが出来るなら、きっと頓服を服用することは減っていくのではないかと考えます。


それから、こちらの医師の著書も共感できる部分が沢山有りましたのでご紹介させていただきます。

あなたが求めているのは「元当事者の声」では有りませんか？

医師でありながらも自分自身が鬱病になった、そして克服されています。その経過を赤裸々に記載されていて、克服方法もシンプルで、とても感動しました。薬を使わない精神科医・宮島賢也医師の著書『医者の私が薬を使わず「うつ」を消し去った20の習慣』（中経文庫）です。

ぜひご一読くださいね。

「読書」とは気持ちを否定されることなく好きなところから読めるし、過去に生き抜いた先人たちの教えを受けることもできます。安定剤に代わる本が沢山ありますよ。


元重度のうつ病経験者目線、短期間克服者目線、看護師目線、日々鬱克服のサポートをしているカウンセラー目線、３つの命をこの世に生み出した一人の母親目線として、私から見て大切だと感じたことを率直に述べさせていただきました。

これを、どう感じるか、信じるか、行動するのかしないのか…決定権を握っているのは他の誰でもない。


あなた自身です。

鬱病克服後。私の歩み
の章

鬱病克服後。私の歩み

平成28年1月。「熊本うつ専門カウンセリング」として起業（6月までの半年間は職場の有難いご配慮により看護職との2足のワラジ）。

部屋は構えずカウンセリングは基本的に「訪問」。

療養当時引きこもり状態だった私は、カウンセリングルームまでの行き慣れない道や、座りなれない椅子へ座って自分の本心を話すことに強い抵抗があったのです。

当事者として感じた「あったらいいな」を可能な限り形にしたい、可能な限りその方が話しやすい安心、安全な環境で心開いていただくためにこのようなスタイルをとっています。

医療現場でも「在宅医療」へ方向転換してきていますよね。たとえ体が不自由になっても、住みなれた地域や自宅で、安心してサポートサービスが受けられることは安心につながります。

そして、私のカウンセリングは傾聴だけではありません。生活習慣改善や心理教育も行います。なぜならばうつ病は現代病、生活習慣病だからです。

「医療」と「カウンセラー」がもっと密接に、効率よく連携しあえば医療費削減、鬱治療の現状の何かが変わってくるのではないかと、願わずにはいられません。

また九州県外の方はお電話またはメールで向き合っています。メールであってもうつ病を克服していかれたCさん。たとえ顔が見えない形であっても、そこに元当事者として本気で本音で向き合っていることを実感していただけたと思います。

今では関西、関東近辺でも訪問をしています。

うつ病で悩む方は日本中にいるからです。

「私の体験はきっと世界のどこかの　誰かの生きる希望になるかもしれない！」

そんな強烈に突き上げる思いで書き上げた前作「あなたのうつ　絶対克服できます！」

その本の読者さんから頂いたメールの一部をご紹介いたします。

■大阪　男性より■

後生川先生

大阪府……と申します。

突然の不躾なメールで大変申し訳ございません。

さて、私は、昨年9月頃から気分が優れず(仕事にやりがいが出ず、不安で自信がない)、12月初め心療内科で軽度の鬱と診断されて、12月中旬から休職し、2月に復職し、3月からぶり返し、現在再度休職（自宅療養中）の身です。

昨日、たまたま書店で手にした「あなたのうつ絶対克服できます」を読み（立ち読み　スミマセン！）心に響き気持ちがものすごく楽になり、「これは、絶対克服できるぞ！」と頭ではなく、心で感じました。本当にありがとうございました。

また、ホームページも拝見し、「やっぱり、鬱になり克服し、地に足をつけ、しっかり生きている方の言葉（言霊）は凄い」と感じました。

とにかく御礼の気持ちを伝えたくて、メールいたしました。

私も不幸にして同じ境遇になられた方と「この死にたいくらいの辛さ」を共有し、何かの役に立てればと…。

私の方ももう少し時間をかけ、焦らずゆっくり寛解（完治）に向け、歩んでいきたいと思います。

静岡県　女性

後生川礼子様
突然のメールですみません。

1月からのあなたのブログを読み元気をもらっている者です。

18年間の看護師生活にピリオドを打たれたとのこと。

本当にお疲れ様でした。

決断するまでにはいろいろな葛藤があったことでしょうね。

でも、本気でクライアントさんと向き合おうとするあなただから、自然の流れだと私は思いました。

18年間看護師をして培ったあなたの経験・知識・自信・誇りは、これからのあなたの糧となって多くの人を支えることでしょう。

私の娘も鬱とたたかっています。ご自身鬱を経験されて、「鬱はぜったい克服できます」そう言い切るあなたの言葉はどれだけ力強く娘の心に響いたことか。どれだけ生きる灯火になっていることか。その言葉は私達家族にとっても希望になっています。

今、あなたを必要としている人はたくさんいます。

あなたにしかできないやり方で、あなたのモットーである「本気・本音」で向き合って鬱と闘って苦しんでいる人に生きる希望を持たせてあげてください。

あなたのこれからの活動を想うとなんだか私もワクワクします。

後生川礼子さんのスタートに心より拍手を送ります。

あなたのご活躍を楽しみにして、これからもブログを読ませて頂きます。

お体大切にしてください。


………………………………………………

そして、私が全国を対象に様々な活動していると同時に、このような活動にも参加させていただいています。

⑴精神障害者就労移行支援　事業所
一般社団法人「ココロの学校　オルタナ」
代表理事　泉　俊雄　氏

熊本県熊本市北区徳王にある事業所で、とあるご縁で、こちらの取り組みを知りました。引きこもりやうつ病、統合失調症、などの心の病気で希望が見いだせない方へ、気力・体力・知力プログラムでバランスよく社会性を身に付けることをサポートしています。こちらの素晴らしい取り組みを全国の方へ知って頂きたく、ご紹介させていただきます。

「ココロの学校オルタナ」は、今までにない就労移行支援事業所の取り組みで自分の知識や経験、特性を生かし社会貢献することで「心の回復」「就労」「自立」社会とつながることを目的とした活動を行っています。その活動内容は熊本地震時から、さらに強いものになりました。

色々な活動があるのですが、年に数回行われている「上天草市の湯島」で行われている「リブートキャンプ」。

「リブート」とは「再起動」を意味し、大自然の中で自然に触れたり、島の方々とふれあい、仲間と寝食を共にすることで交流を図り、語り合い、心を癒していきます。毎年4回2月、6月、8月、10月に開催されています。

私も畑を耕したり、大根掘りをしたのですが土に触れあうことで心が解放されていくのを感じたのです。農業体験の後の民宿「きく旅館」の女将さんが作ったご飯がとても美味しかったですね。

信号もないのどかな島の中で、ゆったりと流れる時間が日々の疲れを洗い流してくれる感覚になりました。

参加されている沢山の方々の穏やかな笑顔を見たときに、「自然は本来の自分を取り戻してくれる最高のサプリメント」と感じたのです。精神薬では決して得られないこの感情。

鬱病などの心の病気を治せるのは決して「薬」だけではなく、こうした温かな人とのつながり、自然との触れ合い、体を動かし汗を流す、自然の恵みを沢山いただくことだと改めて感じました。

いま、まさに引きこもり、希望や解決方法を見いだせないで過ごしている方。あなたは決して一人じゃない。

仲間がいることを忘れないでくださいね。

ご興味ある方、一度「**ココロの学校オルタナ**」で検索を。

(2)医療法人社団 藤岡会 藤岡医院
院長 藤岡 靖也 氏

こちらは熊本県上益城郡御船町にあります。

私がいま、資格取得に向けて学ぶ心理療法（サイモントン療法）勉強会、がん患者のシェア会も毎月行われていて、癌のみならずうつ病にも効果を発揮すると私は感じ参加させていただいております。患者さんの心理状態、その姿勢が免疫機能に大きな影響を与え、結果、病気や治癒の過程に差が生まれることが証明されているからです。

うつ病克服後に「これって、もしかしたら既にこの世に存在する心理療法だったのではないか」そう調べた結果でした。自分の経験を通して、もっともっと理論的に専門的にお伝えしていきたい、そう思いまだまだ研修中の身です。

国家資格の看護師の経験も活かし、将来的には様々な医療現場でも、このサイモントン療法を中心とした自分なりの心理療法でサポート、そして医療との連携が出来ればと思っています。

藤岡医院には、癌の症状が緩和された方がいます。そして数か月と余命宣告された元癌患者さんと出会ったことも有ります。がん細胞が消えたという事。

そこにはやはり病気というものを、どのようにとらえるかで、医学的には証明されないことも起こり得る現実を見ました。カウンセラーとして、さらに効果的アプローチできるように、学び続けていきたいと思います。

(3)女性起業、うつ病からの就労支援

お問合わせいただくなかには、このようなご相談も入ります。

・残業などのハードワークでうつ病になった。うつ病は治ったけど、これからの仕事を考えた場合、一体何をどうすればいいのでしょうか？

・一回健康を損ねてみて初めて自分の人生について振り返ることが出来た。自分らしく働くってどんな事？

・家事、育児の両立しながら主婦でもできる事って？　自分のペースで仕事したい。起業したい。

正直、起業当初は、うつ病克服のサポートをすることしか考えていなかったのですが、現状を知れば知るほどに、鬱になったきっかけが「仕事のストレス」であるという事を改めて感じるのです。

病気をしてみて「仕事の有り方」を考えるのは必然な流れだと思っています。あれだけキツイ思いをしたのです。同じ働き方をしてしまえば、せっかく治ってもうつ病の再発の種を残す事になるかもしれません。

同じ環境へ戻るのならば、人間関係のかわし方や、心構えが大切になってきますね。私のカウンセリングを受け克服された方々は死生観から変わるので例え環境の変化が起こっても、その中に意味を見出されています。

再発の種をなくし克服するためには薬だけでは十分ではないというのは、その為なのです。

昨年末熊本で放送された後生川家のドキュメンタリー番組。その中で3人の子供達は、しっかりとした言葉でインタビューに答えてくれました。夫も母親もみんな辛かったはずの当時を振り返り、色々な話をしました。

幼い彼らの中でも「うつ病」というものの認識が少なからず変わったはず。

きっと成長していくにつれて、何か起こった時に、家族で乗り越えた事実は彼らの人生をきっとを支えてくれることでしょう。

病気だったことを全てカミングアウトし、そこから這い上がり、試行錯誤しながらも人生を切り開く、母親としての背中を見せることも教育なんじゃないのか、と私は思います。

なにも出来た事や、すごいとこ見せることが教育じゃない。母親だって一人の人間には変わりない。だって、例えば子供が3歳ならばママだって「母親3年生」なだけなのですから。20歳なら母親20年生。だからかっこ悪いところも見せていい。

それも立派な子育ての一つなんだから…。

平成28年4月。

私の住む大好きな熊本は大きな地震に見舞われました。3人の子供達を抱えて家族で避難しながら改めて「生かされてるこの命の意味」を感じることが出来ました。

全国から熊本へ送ってくださった救援物資、そして来てくださった沢山のボランティアの方々。渋滞に並ぶ他県のナンバープレートの車、大きく書かれた「頑張ろう　熊本」の文字。配給で並んでいた時に自衛隊の方々に、かけて頂いた暖かな言葉。その恩恵を頂いた、熊本県民である私には、これから一体何が出来るのだろう…。

まだまだ避難所生活や苦しい状況に置かれている方々が沢山いらっしゃいます。

そして熊本地震に伴い精神的不調を感じている方も沢山いることは事実。自分自身の取り組みと同時に、何か地元熊本へ貢献していけるよう、一県民として取り組んでまいります。

ラストメッセージ

最後までお読みいただき心から感謝いたします。

ここまで読んでみた　あなた。
もしかしたら、こう思っているのかもしれない。
「どれも当たり前の事ばかりだなぁ…」って。

そうです。それが答えなのです。

世間にはうつ病を治すための○○方式とかね、たくさん存在しています。治すためには皆、わらをもすがる思いで情報を求めています。相談の先に「先祖が悪いから先祖を変えましょう」と高級仏壇。
「寝床が悪いから鬱が治らない」と何十万もの高級羽毛布団、そして印鑑などなど。高額ローンを組まされてしまった、その結果、精神科への治療費が払えない位に、ますます生活が苦しいものになってしまった。残念ながら、そんな話も沢山聞こえてきています。途中に多額のローンが発覚し、カウンセリングを中断された方も…。

しかし、あなたは気付いていているのかもしれない。

「そんな魔法は無い」

シンプルな、日本の昔ながらの生活習慣に戻せば「健康」になるって。

今回ご紹介した内容は、たった8か月で重度の症状から這い上がり、病気になる前よりも健康的に生まれ変わり、そしてうつ病克服と同時に1年で15キロもの贅肉も消え去った人間。

その先には商業出版や起業など…うつ病経験が強烈なバネになり、第二の人生を今、一歩、歩き出した私から、あなたへ伝えられる精一杯のメッセージ。

遺書、そして医師へ渡した小さなメモ紙1枚から始まった　ストーリー。

それはお会いした事のない、あなたへ繋がっていきました。

たった一度の大切な人生。そのサポーターとしてこの一冊をお役立ていただけたら、それだけで私は幸せです。

今回も私の熱い想いに再度出版を決めてくださった、ごま書房新社の池田雅行社長、本当に有難うございます。

そして、いつも私を支えてくれる家族、3人の愛しい子供達、親友、共に進む仲間達、言葉に出さずとも、いつも見守ってくださる沢山の方々…。

心から感謝申し上げます。

では、これがラストメッセージです。

自分の信念に反する方法ならば無視してもらっても構わない。あなたにとって効果的だと感じる事だけやってみたらいいのです。

あなたという人間のプロデューサーは、紛れもなく「あなた」です。

自分の健康も、生き方も、最後の日までも、自分が思い描いたように絶対に進めるから。

「人生は変えられない」という思い込み、そろそろ捨ててみませんか？

それを捨てることが、どれだけ人生をドラマチックにするのか。

人生に失敗など存在しません。手にいれたい未来へ向かう為の、ただの通過点。

未来へ向かうのは2つの道しかない

「不安」もう一つは…「希望」

あなたは、どちらを選びたいですか、ほんとうは。


「そんなの無理だよ」

「どうせまた出来ないに決まっている」


ふいに聞こえるそんな言葉は無視していい。今だけは、どうか私の言葉を信じてほしいのです。

人生を偶然任せにしては、もったいないのです。

そろそろ安全地帯から出てみませんか？

きっと新しい世界の小さな光を感じることが出来るから。


「自分は　きっと出来るんだ」そう信じる。


「出来る価値のある人間」だと、何度も何度も何度も。

そう、何度も　そう自分に言い聞かせる。

「今日の自分に出来る最大限の努力は　何だろう？」

療養時から毎日毎日　離れることなく心の片隅にあったこの言葉。どんなに辛くても、這い上がれなくても、そんな自分でもその日最大限の生き方をしてみる。

起き上がるのが精一杯だった日もあった。掃除が精一杯だった日もあった。

しかし日々の「最大限の努力の積み重ね」。それこそが確実に自分自身の「未来」を作り上げていくんだ！

そう信じていたから。

平成26年1月2日。自分が死んだら空から幼い子供たちを見守ろう…父さんも母さんも、パパも…見守ろう。そう考えて、私は　その場所に立ちました。

引き込まれるような冷たく暗闇の世界。

「いま、ここで死ぬのか。それとも…変わるのか」

確実に命　途絶えるであろうその場所で、震えもしない両足で立ち、
人生最後で　最大の質問を　自分自身に投げかけていました。
「いや…変わろう。もう　自分には　失う物など一つも無いから」
その答えが　今の私の姿。その日から2年8か月後には、パソコンへ向かい、こうして原稿を書いています。隣では6歳になった娘が歌を歌いながらお絵かきしている。

見えないトンネルの中にいる人も
未来の希望がない、そんな絶望の中にいる人も
鬱のレッテルを張られて、ひっそりと生きている人も
沢山の人に　伝えたい。
「人は　変われる」

さぁ。この本を　パタンと閉じた瞬間から、あなたの第二の人生の始まりです。

鬱は絶対　克服出来ます。

いつの日か　あなたの心からの笑顔に　お会いできる日を楽しみにしています。

熊本うつ専門カウンセリング　カウンセラー看護師
後生川　礼子

参考文献

『「体を温める」と病気は必ず治る』石原結實著（三笠書房）
『メンタル断捨離で心の換気！「怒り」をすっきり整理する』川畑のぶこ著（集英社）
『うつの常識　じつは非常識』井原裕著（ディスカバー携書）
『医者の私が薬を使わず「うつ」を消し去った20の習慣』宮島賢也著（中経文庫）

著者略歴

後生川 礼子（ごしょうがわ れいこ）

看護師。うつ克服専門カウンセラー。

1978年熊本県宇城市生まれ。私立鎮西高校卒業。熊本市医師会看護専門学校卒業後、結婚。3児の母として仕事と育児の両立をしながら生活していた。しかし些細な事がきっかけとなり35歳、突然「重度鬱」と診断される。学んできた看護師としての知識が全く通用せず症状は悪化の一途。しかし子供達の為に克服することを決意する。人間の自然治癒力を応用した方法を徹底的に自分の体で試行錯誤しながら鬱を克服するためには一体何が大切なのか、その答えを見つける。結果1年も経たずに薬とは無縁の健康な体へ変化。副作用で激太りした体も体質改善にて15キロ健康的減量に成功。

自殺原因の現代病と言われる「うつ病」。ひとり辛い想いをしている方　その方を支える御家族の方へ。生かされたこの命を使い自分には一体何が出来るのか。

看護師としての顔を持ちつつ「うつ克服カウンセラー」として一人一人と誠実に向き合う取り組みを行っている。

著書に『あなたのうつ　絶対克服できます！』（ごま書房新社）。

●著者ホームページ
URL：http://gosyougawa.com/
または「後生川 礼子」で検索。

次にうつ克服するのは
あなたの番です！

著　者	後生川 礼子
発行者	池田 雅行
発行所	株式会社 ごま書房新社
	〒101-0031
	東京都千代田区東神田1-5-5
	マルキビル7F
	TEL 03-3865-8641（代）
	FAX 03-3865-8643
カバーデザイン	株式会社オセロ
印刷・製本	精文堂印刷株式会社

ISBN978-4-341-08658-9 C0047